战   胜

Overcome
The
OCD

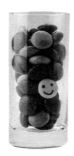

强 迫 症

李宏夫 著

SPM 南方出版传媒·广东人民出版社

·广州·

图书在版编目（CIP）数据

战胜强迫症 / 李宏夫著 . — 广州：广东人民出版社，
2020.3（2024.1重印）

ISBN 978-7-218-14012-4

Ⅰ . ①战… Ⅱ . ①李… Ⅲ . ①强迫症－自然疗法
Ⅳ . ① R749.990.5

中国版本图书馆 CIP 数据核字（2019）第 252767 号

ZHANSHENG QIANGPOZHENG

战胜强迫症

李宏夫 著

出 版 人：肖风华

选题策划：段　洁
责任编辑：刘　宇　马妮璐
责任技编：周　杰　周星奎
装帧设计：WONDERLAND Book design
　　　　　仙境 QQ:344581934

出版发行　广东人民出版社
地　　址　广东省广州市越秀区大沙头四马路 10 号（邮政编码：510102）
电　　话　（020）83798714（总编室）
传　　真　（020）83289585
网　　址　http://www.gdpph.com
印　　刷　广东鹏腾宇文化创新有限公司
开　　本　880mm×1230mm　1/32
印　　张　8.5　字　　数：122 千
版　　次　2020 年 3 月第 1 版
印　　次　2024 年 1 月第 5 次印刷
定　　价　39.80 元

如发现印装质量问题，影响阅读，请与出版社（020－83795749）联系调换。
售书热线：（020）87716172

目 录
Contents

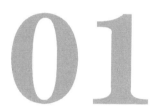

这些，都能治——"强迫与反强迫"的终极解惑

02

这样，就能治——2 种方法 +1 套方案

03

我们，都一样——你的烦恼我都懂

04

好了，我们都好了——我们同病相怜

如何用此书自愈强迫症

　　本书提供的是具体、实用的自我训练方法。只讲理论的书籍有很多，但往往没有实用上手的方法，强迫症朋友读完后该强迫还是强迫，有时可能还会陷入对理论思考的强迫中。知道并不代表能做到！我只坚持：讲方法，用方法。事实上，唯有具体的实践方法，才能帮助强迫症者最终战胜强迫症。

　　本书用"2 种方法 + 1 套方案"帮助你把理论化为方

法，将知道变为做到。在这里，我们不说教、不生硬、不刻板，而是把理论结合实践，把方法融入生活，用病友的经历，生动地启发和唤醒你的自愈能力。

本书分为四章。

第一章为你解答一些有关强迫症的困惑，涵盖了普遍性和特殊性的强迫问题，都是非常具有代表性的。这些是我在多年辅导中总结的比较典型、常见的问题，相信会解开很多你对强迫症的疑惑，让你正确认识强迫症。

第二章讲的是方法，从简单到深入，先教你亦止法和观息法的具体练习步骤，然后给你制订了一个 21 天自愈方案，让你能够通过"2 种方法＋1 套方案"的实操练习，顺利走出强迫症。

亦止法灵活，观息法深入，是摆脱强迫症非常实用、有效的方法。亦止法和观息法相互促进，好比人的双腿。亦止法是在动态下，即平常生活中的练习，阻断胡思乱想，保持平等心。观息法是在静态下的练习，培养定力，平定内心。一动一静的结合，可以让你快速做到顺其自然，充分领悟活在当下的精髓。

在这一章中，为了让你很好地掌握方法，我会带着你做练习，也会以案例的方式让你看到我辅导的学员是如何做的，这样你就会了解方法步骤，更清楚在生活中应怎样正确操练。比起纯理论，以案例方式呈现，更简单易懂，不干巴，不枯燥，让你在方法的应用上，上手更快。

第三章结合强迫症学员的亲身经历，讲最常见的强迫症状表现及如何正确对待这些强迫的做法，从而改变你过去的错误认知。希望能给你带来启发。

第四章是我爆发强迫、抑郁的艰难治愈经历，以及一些通过观息法和亦止法的练习康复的病友的分享。我们同病相怜，希望我们的经历能激发你的动力，给你带来信心，让你能够按照书中的方法耐心地练习。最后，相信你一定也可以像我们一样战胜强迫症，拥有崭新的自我。

第一章

这些，都能治

——"强迫与反强迫"的终极解惑

强迫症的疗愈，就是心理改变、心灵成长的过程，我们唯有脚踏实地，勇敢面对，沉下心来修炼这颗心，才能得以治愈。

强迫了这么久，
其实你从未真正了解它

　　用一种逻辑去解释另一种逻辑，得到的仍是一种逻辑，对你而言，这仍然会变成强迫。简言之，你是在用一种强迫去对抗另一种强迫，结果，你得到的仍是强迫。如何走出强迫的怪圈？停止评判，活在当下。

　　有人把抑郁症比喻为"黑狗"，而我则习惯把强迫症比喻为"影子"。没错，就是"影子"，赶不走，打不死，如影随形。强迫症就是如此的狡猾与难缠。如果说，抑郁症者是在和抑郁这种心理疾病做斗争，那么，强迫症者往往就是在和自己做斗争。

在我强迫的那些年，我曾以为想通了，如果当上了企业家，怎样避免被小人算计，我的心结就打开了。曾经的我以为想通了，如何为人处事，才能做到完美，我的心结就打开了。曾经的我以为想通了，什么叫一心不可二用，为什么人在看电视的同时还可以吃东西？为什么……会不会……如果……我的心结就打开了。

我以为当我确认煤气阀门关好了，我就心安了。我以为当我确认房门锁好了，我就心安了。我以为当我确认火车不会脱轨，我就心安了。我以为当我确认走在背后的人不会突然袭击我，我就心安了。我以为当我确认卖水果、卖肉的人，不会突然失去理智拿刀杀人，我就心安了。我以为当我确认自己不会突然失去理智掀女人的裙子，我就心安了。当初对我而言，真是有太多的"以为"，可谓是无奇不有，无所不在。总之我拼命地去想，怎样消除生活中自己所想到的一切"不好"，结果就这样陷入一团又一团的迷雾中，却不知这都是我的强迫症状。

"抑郁"在当时更是如影随形。也许是抑郁太久了，导致我都不知道什么是快乐了，整个人感觉与世界是隔离的，仿佛身在虚幻不实中。人变得极度的消极颓废、慵懒不堪，而且还异常敏感，如同行尸走肉，每天只想赖在床上，什么事都不想做，感觉自己什么都做不好，毫无价值，不愿和任何人接触。

任何细微的变化都可能会给我造成不安和害怕。我发现枕头上有头发，就担心是某种疾病的预兆，担心头发会掉光了；看到数字4或7，就会想"我是不是要死了，是不是噩运要来了"，等等。

虽然我每天只想躺在床上逃避现实，但痛苦并没有因此而减少，头脑仍然在高速运转中，内心充满了忧郁、绝望，除了想到"人活得没意思""世界很凄凉"外，想不到任何的"好"。再就是想，自己要怎么个死法。很想一死了之，但又很怕死，内心纠结、拧巴。

无论身处何种环境，内心都充满焦虑不安。无论再搞笑的喜剧，对自己而言，也不再有好笑的感觉，无论再有意思的事，我也完全没有兴趣，感觉自己丧失了开心的能力。

心变得异常敏感，就像被拴了线一样，听到或看到不好的东西，就会"咯噔"一下，浮想联翩。当时特别害怕自己会变成"精神病"，总是控制不住地去网上查询精神分裂的症状，越看越害怕，越是会拿自己对照，结果是了解得越多害怕得越多。最要命的是，很多抑郁、强迫的症状，本来自己没有，之后都变成自己的了。

神经症（包括强迫症、抑郁症、焦虑症、恐惧症）患者的内心都是非常脆弱的，任何信息都可能对他们造成强大的负面暗示，我对此深有体会。我曾一度不敢上网、看电视、看各种书刊，因为我只会看到不好的东西，如果看到有关"精神"的字眼，就会想到"精神病"，陷入极度恐慌中。

对我而言，网络的坏处远远大于益处，因为我总会在网上看到"强迫症是精神的癌症""抑郁症是精神的癌症"的说法。每当这时，我就想："那我彻底完蛋了，强迫症、抑郁症我都有，岂不是无药可救了！"

精神的折磨已然让我崩溃，加之躯体的症状，那种滋味太难受了。抑郁期间，感觉从来没有真正睡着过，即便睡着了也感觉在焦虑、担忧。感觉脑袋像被蒙上了纱布一样，有时又像戴了个模具。总感觉眼眶充满雾水，看东西很模糊。不仅如此，心口、腰椎、肠胃都出现了不同程度的症状，尤其是心口，就像压着一块大石头，非常沉重。每当焦虑、恐惧加剧时，心跳得异常快，感觉自己马上就要窒息。

那段经历真是刻骨铭心，但现在来看，这一切都是我需要修的生命课题。过去的种种苦难虽让我痛不欲生，却净化了我的心灵，使我的人生得以蜕变。也正是这样一段特殊的人生经历引导我开始了心理咨询这个伟大、光明的事业。

我确信，老天对每一个人都是公平的，给你苦难时，也必会赐给你恩泽，赐给你生机，甚至更多。我更相信本书的自助方法，只要你认真、勤奋地练习，一定会战胜强迫，并且在面对未来生活中的盛衰起伏时，越来越能保持平常心，活出高品质的人生。

强迫症往往不是由一个点、一个因素造成，而是多个点汇聚而成的面，定点消除法实在是一个漫长的过程。甚至有时对于一个点还要探究很长时间，即使心理咨询师有耐心，患者也没了信心。很多患者的症状看似由生活中的某一个因素引发，然而这只是一个导火索，要清楚的是，没有这个甲，也会有那个乙、丙、丁。

从强迫症的心理治疗效果来看，相比而言，森田疗法更显得卓有成效，创始人森田正马是位名副其实的实践家，他从一名神经症患者蜕变为心理学大师，期间经历的磨难及对真知的坚持探索，铸就了他的伟大。就生命的意义而言，他实事求是的态度和奉献精神值得所有人学习。

森田疗法很好地秉承了禅修的平常心和道家"顺其自然，无为而为"的思想，无数神经症患者从中受益，我也是其中一位。如果森田先生能在他的体系中，为神经症患者指出生活中更容易上手的训练方法，那就锦上添花了。

任何遗憾之处都有弥补的方法，我们接下来即将学习的自我训练方法——亦止法和观息法，就是切实、具体落实在生活中的训练方法。

第二节

从完美变强迫，
为什么强迫的那个人会是你？

　　追求完美没有错，但是，如果过度追求，就是一种强迫的表现了，就会给自己带来无尽的烦恼。那么，从完美变强迫，到底是哪里出了问题？

　　我们有必要先了解一下，造成强迫症的原因是什么。虽然，造成强迫症的原因有很多，但往往还是与强迫症患者旧有的心理模式有关，容易敏感、多虑、多疑、急躁、追求完美主义等，是大多数强迫症患者普遍表现的心理特质。

在辅导中，常常有学员问我："我得了强迫症，是不是说明我心眼小、心胸狭窄、爱计较？"

当我们陷入内心的痛苦时，我们总希望家人或身边的人能理解自己的痛苦，给予自己支持和帮助。但有时候得到的回应是"你太爱计较了，你心眼太小了，你太爱钻牛角尖了……"

这实在是一种狭义的认识。我们如何去界定这种"心眼小"呢？很多强迫症患者在生活中被公认是一个大方、乐善好施的人，为人谦和、替人着想，而被认为是心胸狭窄、自私自利的人，反倒"好好的"，这又如何判定呢？

心眼小或心胸狭窄，只是一种牵强的描述。一个人炒股赔了很多钱，可以做到无所谓，却因一句话雷霆大发。类似的情况，一个人毫不在乎别人怎么看自己，怎么说自己，却因丢了几十元钱无限自责，彻夜难眠。面对歹徒可以镇定果敢的人，看到老鼠反倒吓得心惊肉跳，这是不是胆小呢？

所以说，用心眼大小或心胸宽窄来衡量一个人的心理健康，衡量强迫症，实在是太片面了。无论是心眼大的人还是心眼小的人都有他的执着，内心都有敏感、脆弱的角落，所以，人的心理局限不应被看成是心眼小、心胸狭窄。这种对强迫症的片面认识，只会加重强迫症患者心理上的强迫。

还有的强迫症患者，认为是环境问题导致了他的强迫。的确，环境问题对人的心理会造成很大程度的影响，但绝大多数爆发的强迫症，并非都是环境问题引发的，其主要还是患者自身的不健康心理因素造成的。很多被患者视为影响很大的环境问题，对他人而言并不是一个真正的问题。那么，所谓的环境问题就很可能是患者自身问题的一种表象，一个投射点，也许没有这个问题，还会遇到另一个问题。

我辅导过很多强迫症学员，也有一部分学员抱怨当下所处环境的烦恼和痛苦。然而，除一些极端的环境外，多数所谓的环境问题都是非现实、非客观性的问题，即使改变了环境，烦恼、痛苦又会"转移"到另一个问题上。

小齐是一名非常优秀的高中生，但是强迫症已让他无法正常生活和学习了。开始是三番五次地调座位，原因是他总控制不住自己的余光去注意旁边的女同学。但当旁边不再有女同学时，新的问题又来了，他又开始控制不住地去注意后面同学的说话声。

他觉得这个班级和他"不般配"，所以很痛苦。后来他如愿以偿，换到了新的班级里，但是短暂的平静没过几天又被无情地打破了。他没办法上课了，这一次他的问题是控制不住地去注意女老师的胸。他低头不看老师讲课，会想"老师是不是发现我的'坏'心思了"；看老师，又会控制不住地去注意老师的胸。结果是看也不是，不看也不是。各种强迫，让他痛苦不堪。

有太多强迫症患者认为改变了环境，就可以消除或是改善他的强迫。遗憾的是，他们还是会产生这样或那样的强迫。也许还是老问题，也许已经变成了新的问题，然而，不管是老问题还是新问题，强迫的本质没变，模式没变。

看似是环境问题造成的强迫，其实都只是表象，都只是我们这种强迫心理的一种投射，一种"包装"。所以，改变这种不健康的心理模式才是强迫症康复的关键所在。

每个强迫症人心里
都住着一个唱反调的自己

有人说，强迫症是内心强烈的冲突与反冲突。有人说，强迫症是自己和自己做斗争。《孙子·谋攻篇》说："知己知彼，百战不殆……"那么，你了解自己吗？了解"强迫"与"反强迫"吗？如果，你斗争的对手是自己，你又该如何战胜自己呢？

下面，让我们来看一下，在与强迫症的斗争过程中，哪些是你需要了解的。

　　有人认为，只要解开了令我强迫的心结，就不会再有强迫了。事实真的如此吗？

　　我们说，打开心结对强迫的改善固然是有帮助的，但心结的打开不代表心理模式的改变。如果心理模式不改变，我们这颗心还是很容易"打结"，那么，各种强迫就很可能再次席卷而来，实际情况也往往如此。从强迫症治疗的观察和统计结果来看，很少有强迫症患者因某个心结的打开而得到完全治愈的。

　　强迫的心理会不断地制造出各种所谓的心结。如果只从表面上去解心结，那将是一个"无底洞"，我们发现总是会有解不完的结，一个接一个地出现。其实，真正的问题出在我们这种强迫的心理，不健康的心理模式才是产生问题的根源。

　　如果把心结比作一个点，那么，强迫症往往就是由无数个点汇成的面。看似是因某个事件或是某个心结造成了强迫，但一般而言，这只是一个诱因，一个导火索而已，没有这个甲，也会有那个乙，就像积涨的洪水总是会从河堤的薄弱处撕开口子一样。

有很多强迫症朋友被"指教"：当强迫出现了，你转移注意力就好了。是的，这是个好方法。有些时候，转移注意力是可以缓解强迫及负面情绪的。但对于强迫症的疗愈来说，我们无法通过转移注意力的方式来治愈它。当强迫达到一定程度时，我们不仅很难转移注意力，甚至转移注意力都会变成一种控制，一种强迫。所以，只有改变了我们这种强迫的心理模式，遇事能越来越不纠缠，不执着，懂得以平常心看待生活，强迫症自然就痊愈了。

有的患者总是陷入过去的情结中无法自拔，认为如果过去没有发生某件事，自己就不会得强迫症了。

事实上，除创伤性事件外，强迫症往往是一种长期负面情绪积累的爆发，当情绪的积累超出人的心理荷载时，就会在生活中的某个方面撕开口子，不是这个甲，就可能是那个乙、丙、丁。

所以，不要执着于这些表象问题，要看清强迫症的本质，我们要做的是不断改变这颗容易产生情绪、积累情绪的心，改变这种不健康的心理模式，而不是一味地纠缠看似造成强迫的表象问题。当心安定了，不再像过去那样容易执着、纠缠了，我们会发现，看似造成我们强迫的问题，往往变得不再是问题了，心自然就放下了。

每一位患者都希望一夜醒来如梦方醒，希望通过某种方式、方法让自己一下子就好了。在我曾经患强迫、抑郁期间，又何尝不是这么想呢？因此，我非常理解这种心情。但我们还是要理性、客观地看待自己的问题。幽香、令人倾心的梅花看似一下子盛开，却是经过寒冷冬季的锤炼的，锋利的宝剑没有经过千锤百炼，又怎能锻造而成呢？

强迫症的疗愈，就是心理改变、心灵成长的过程，我们唯有脚踏实地，勇敢面对，沉下心来修炼这颗心，才能得以治愈。不要寄希望于捷径，更不要寄希望于某种灵丹妙药让我们一下子就脱离痛苦。要清楚，成长道路无捷径。

面对强迫症，
为什么你过去的努力不管用？

无论做人、做事，还是思考问题，我们需要客观、理性、讲道理，这是对的。但对强迫症患者而言，有时过多的大道理，反而会令他们陷入更深的纠缠和强迫中。这是因为，我们不懂得如何正确对待强迫症。正确的做法是觉知（正念）。

什么是"觉知"？简单来讲，觉知就是知道、清楚的意思。觉知不是过去的，过去的是回忆，觉知也不是未来的，未来的是想象。觉知是当下的，知道当下在发生什么，才是觉知。回忆过去和想象未来都是妄想。

觉知是了除烦恼、痛苦的途径，是让我们的心回到当下的必然，只有活在当下才能断除妄想。没有妄想，自然就不会再有强迫，如此我们便能从烦恼、痛苦中解脱出来。这也正是森田疗法"顺其自然，为所当为"所要表达的思想。

森田疗法强调"不抗拒症状就能消除症状"。对待一切的紧张、焦虑、强迫、恐惧或是其他种种烦恼的产生，我们要做的不是排斥、对抗、消除，更不是控制、打压、批判，这一切都是纠缠，是继续"打结"的过程，只会不断增加内心的冲突，强化症状。

正确的做法是"觉知"，只要保持觉知便是，不做任何心理的反应，如此一来，我们就会从妄想的循环中解脱出来，回到当下，内心的一切痛苦最后就会自动消失。

森田疗法的治疗专家青木薰久先生，曾引用《伊索寓言》中的一个故事，很形象地说明了这一理论：

大力神海格力斯制服过许多凶狠的野兽和狡猾的怪

物。有一天，他走在路上，忽然被一块苹果大小的石头绊倒，非常生气，拔剑便砍。哪想到这块不起眼的石头竟然越砍越大，直接堵死了大力神前进的道路。

聪明的女神雅典娜告诉大力神："你越砍，它就越大，再砍下去，它不仅继续长大，还会拿出别的办法对付你。你如果不去理它，它反倒很安分，很快缩小到原来形状，还是躺在那里，一动也不动。"海格力斯听从了雅典娜的劝告，停止了愚蠢的行为，收起了宝剑，那块石头果然立即变小，不一会儿，缩小到原来的苹果大小。

强迫症等神经症就像那块怪石，你越是用力对抗，就越是会适得其反，紧张、焦虑、不安的症状就会越重，就会将你捆绑得越紧。但如果你接纳它，即不管它、不纠缠它，让其自由来去，症状就会"失去力量"，进而自动消失，这就是无常法则。宇宙中的万物没有固定不变的，一切都是生起、灭去的变化现象。

是的，一切紧张、焦虑、不安等情绪及症状都会消失，我们所要做的就是"如实观察""觉知"。无论是佛陀还是古代的圣贤都在用不同的语言给我们表达这一真理，你可以把这种做法理解为"顺其自然"，也可以理解为"平常心"，或者通俗地理解为"接受"。

"活在当下"是禅修的本质。人的痛苦，从佛家思想来说，都是由贪嗔的"执着心"造成的，令我们不断地陷入妄想之流的痛苦轮回中无法自拔。如何断除这种痛苦呢？就是活在当下。

这是一个实实在在的问题。但很多人会质疑或是不屑一顾地说："活在当下，我哪天不是活在当下呢？"是的，只要你活着，你就在当下，但你只是身体在当下，而你的心更多时候都在过去和未来的妄想中，很少活在当下，你的身心是分离的。

我们的心已经习惯了活在过去和未来，妄想已然成为心的习性反应，"吃饭的时候，想着工作，工作的时候想着其他的事……""活在当下"这么简单的事情，对现在的我们来说却变得何其艰难。然而人必须活在当下，唯有如此，才能从无尽的烦恼中解脱出来。"活在当下"是真理所在，是顺其自然法则所在。

道理我都懂，
但我就是做不到

治愈强迫症的最大障碍是什么？很多强迫症朋友都知道"顺其自然"的道理，却难以做到。是的，知道和做到是两回事。喜欢讲大道理，是强迫症者的"强项"，但很多时候这种大道理，并没有让他们摆脱强迫，反而让他们陷入另一种强迫中。

一个 15 岁的强迫症学员在第一次接受辅导时说："老师，我希望您不要给我讲大道理，大道理我都懂，但是我就是做不到，我想知道的是什么方法才能让我做到不强迫……"没错，一个 15 岁的少年尚且如此，更何况成年人呢？

在我爆发强迫症的那些年，我也听过很多的大道理，也曾给自己讲过无数次的大道理，"心灵鸡汤"又怎么样呢？往往只会把自己越灌越晕。

自然法则要我们做的就是顺其自然，别的什么都不做。当紧张、焦虑等情绪或症状产生时，不抗拒、不参与，就只是如实观察便是，就像一个局外人一样观察（觉知）它。就好像"你"来了，我知道"你"来了，如此一来，负面情绪或症状就会逐渐自动消失。

"什么都不做？"有些强迫症朋友感到诧异，这是因为他还不懂这其中的妙理。对于强迫症来说，或许你还是一个"新手"，"老手"大多是了解森田疗法的，也自然就明白"什么都不做"的道理了。

但懂得这个道理不代表就能做到。我辅导过很多强迫症的"老手"，他们对森田疗法理论的掌握都可以去"教书"了，甚至对有些心理流派方法的研究也都可以"出师"了。

但懂得道理和能做到是两回事。"我怎么才能做到顺其自然，我怎么做才是顺其自然，我是不是在顺其自然……"当顺其自然变成一种思考的东西时，顺其自然已经不是顺其自然了，而是一种强迫了，这是很多"老手"领教过的。

晕了！这讲的是什么乱七八糟的东西，怎么顺其自然又不是顺其自然了呢？没错，因为这不是头脑的东西，而是内心的东西。所以不要试图去想通顺其自然，而是要用心去领会。

举个例子，这是我个案辅导中与学员的一段对话：

我："如果你往一个平静的湖面扔一块石头，湖面会出现什么情况？"

学员："当然会泛起很多的涟漪啦！"

我："是的，那如果让湖面恢复平静的话，你要怎么做？"

学员："不再扔石头就行了。"

我："没错，我们内心的原理也是相同的。就像这个泛起涟漪的湖面，我们想让它平静下来，想消除泛起的涟漪，但我们过去的做法是什么呢？我们在做相反的事情，不停地搅动，结果怎样呢？不但不能消除涟漪，反而会激起更多的水花。有些方面，你应该已经体验到了，你的担心并没有因为你的心理斗争而消除。"

学员："是的，李老师，就像我担心某种高级病毒在空气中传播，会传染给我一样，我明知道这种想法很荒唐，可我就是控制不住地这么想。我不断用理智去打消这种担心：这都是自己的胡思乱想，哪那么容易就有这种病毒，真要是有的话，国家早就检测到了，早就采取措施了。

"然而，另一个声音马上就跳出来了：这可能是一种高级病毒，这种病毒很可能超出了国家目前的检测能力和医疗水平。即便不是这样，万一有漏网之鱼呢，万一你点背摊上呢……一个接一个，没完没了。我都要疯了，真像您说的，不仅消除不了担心，反而让我越陷越深。"

如果我们不了解强迫的特点，只是不断地接招，那我们会被强迫"玩死"，因为强迫总能见招拆招。

我们来看看强迫思维的招数。

强迫说："刚才抽血用的这个针头会不会是不合格的产品？"

理性说："不会吧，这可是正规的医院。"

强迫说："万一采购医疗用品的医生，是黑心的医生呢？"

理性说："不太可能，现在的监管体系也都很严密的。"

强迫说："再正规、再严密的地方也会有漏洞……"

接下来就是一连串的思想斗争了，然后会怎样呢？然后我们就蒙圈了。一旦我们陷入强迫的怪圈中，我们就无法自拔了。

对待强迫，正确的做法是"不理它"，不管它如何乔装打扮迷惑我，我都"不动声色"，只是保持觉知，对一切生起的思维或感受就只是保持觉知便是，如此一来，强迫就会渐渐失去力量而消失。

这就是无常法则，自然万物中无论是有形的还是无形的事物或现象，没有固定不变的，一切都是生起、灭去的变化过程。当我们不去纠缠强迫思维，它的影响就会慢慢减弱，最后消失。相反，我们去评判它、纠缠它，它就会愈演愈烈。

听说强迫症难治愈，
这是真的吗？

　　只要有正确方法的指导，治愈强迫症并不困难。西方及国内有太多的临床及研究数据证明了这一说法。我曾经就是一名重度强迫、抑郁的患者，最后我痊愈了。我要感谢命运让我有这样一段宝贵的心灵历练，让我懂得了人活着的真正意义是什么。对我来说，这是一切财富都无法换来的。

　　强迫、抑郁的特殊经历赋予了我新的人生使命，我毅然选择了心理咨询这个非凡而光明的事业。我不仅有深刻的强迫症状体验，还有多年专业的深入学习和探究。

无论从我个人的康复经历来说，还是从我多年以来从事强迫症心理辅导的实践来说，我都可以很肯定地告诉大家，无论是什么程度的强迫症，无论强迫症是由什么原因造成的，绝大多数都是可以康复的。

有的学员会问："如果强迫症可以治愈，那么可以自愈吗？不治疗会变严重吗？"

从本质上讲，所有心灵的疗愈都是自我的疗愈。强迫症的治愈，也是如此。专业老师的帮助及方法，只是给你一个正确的引领，协助你找到自己内在本就具有的能力。当然，如果你不对自己的心理做一个正确、正当的梳理，不进行改变，仍然像以往一样看待生活和事物，那么，自愈是很难的。

对于强迫症的疗愈，我认为，如果你已尝试过多种调节方法，但没有得到改善，那么，很可能你的方式或方法存在问题，那么，寻求专业的帮助或正确的方法将是非常有必要的。

如果我们仍然以旧有的思维方式对待强迫的话，不仅不能消除强迫，反而会加剧强迫，且造成强迫的泛化。正确的态度是保持平等心，即不执着、不纠缠，如此一来，强迫就会慢慢消失。这也正是森田疗法所倡导的"顺其自然，为所当为"的道理，也正是本书要教给我们做到"顺其自然"的方法。

对于不同程度的强迫症状，我们应该客观、理性地看待，不能一概而论。比如，轻度的强迫症状，我们可以通过自身调节达到一定的改善。但像中度以上的强迫，或是已经严重影响到我们正常生活及工作的强迫，就需要积极地寻求专业的帮助或治疗了，继续用过去的对待方式或是一味忍受，只会让我们的强迫变得更糟，导致症状的泛化。

有很多学员担心："我不只有强迫，还有焦虑和抑郁，是不是说明我很严重了？"

其实，无论是强迫、焦虑、恐惧还是抑郁等症状，没有哪一种症状是纯粹的、单一的表现。这些症状往往是相伴、交织、连动的存在，区别是表现的主体症状不同。

简单来说，强迫本身就是焦虑、不安。当焦虑、不安无法摆脱时，就会造成抑郁。抑郁又会引发（加剧）焦虑、强迫，造成恶性循环。这种心理活动可以是任何一种负面情绪或心理症状的发展。所以，强迫症的表现症状中一定会有焦虑、恐惧、抑郁等症状。抑郁症、焦虑症的症状也是如此。

在我的个案辅导中，我从不会对强迫症、抑郁症、焦虑症等神经官能症的治愈做某种标准或界定，相反，我认为任何对这类症状做出的"治愈标准"，都会变成一种限制、划分和障碍。

好了就是好了，你自然会知道，会身有体验，这不需要任何的界定。一种食物好不好吃，你的体验自然会清楚，难道我们还要去对照某种标准吗？

当我们去界定一种"好"的标准时，我们就会陷入标准的对照、评判中，而对照、评判就容易造成焦虑、沮丧、失落等情绪。那么，我们会怎样呢？平静的心变得不平静，不平静的心会变得更不平静。

心就是这样，一旦我们界定一种"好"的标准或概念，心就会派生出与之相反的"坏"，因为我们在制造分别、对立。我们会以一颗喜好厌恶的心去思量审视标准。当我们的言行举止、身心状态、所作所为或是所遭境遇，不符合我们认为的"好""标准"或"正常"时，心就会产生厌恶，厌恶的心又会不断制造排斥、对抗，结果是越陷越深，恶性循环。

犹如泛起涟漪的池水，如果我们一边期望池水恢复平静，一边又不断地搅动池水，那么我们就会陷入无尽的执着和迷茫中。所以，好了就是好了，不必追求或对照所谓的标准，我们自身有杆秤。

第七节

战胜强迫症，
这8点是你和家人一定要知道的

对于强迫症朋友来说，适当的约束和注意是非常必要的，这可以避免一些不必要的烦恼，如此才能更好更快地走出强迫，回归自我。这里的 8 点建议你要牢记于心：

1. 尽可能减少甚至停止到网上去了解与强迫症等各种心理疾病相关的症状。强迫症的最大"优点"就是善于对号入座、扣帽子、贴标签。

2. 减少与强迫症病友接触。虽然某些时候病友间可以相互鼓励和倾诉，但最终无法获得真正的益处，因为彼此都是迷路的人，如何给予对方正确的指引呢？而且，我们很容易把对方的强迫变成自己的强迫。对号入座是强迫症的一贯伎俩。

3. 尽可能让自己动起来，多参加一些有益的社会活动，做一些自己能做的事情，简单、专注地去做，不求结果。封闭自己会让你的心境变得更糟糕。因此，你要在可承受的范围内强迫自己动起来，每天保持规律的室外运动，减少社会隔绝感。

4. 向亲人或朋友倾诉自己的烦恼是好的，但不要期望对方能理解自己的感受。没有吃过苦瓜的人，你如何让他了解其中的苦涩呢？

5. 看与心理学相关的书籍是好的，但对于强迫症朋友而言，应有所选择。凡是引起你思想混乱或产生强迫的内容，都应该掠过，不要陷入纠缠。对于能够给予自己启发的书，你可以反复学习和体会，保持平常心，那么你会获得更多的益处。

6. 在饮食上，多吃清淡的食品是好的，这有助于肠胃的消化和吸收，减弱身体的沉重感。身体的沉重感减轻，我们的负面情绪也自然会有所改善。

7. 良好的生活作息对身心修复是非常有益处的。因此，晚上 11 点前，若没有特殊情况，要上床休息，但不必强迫自己入睡，顺其自然。早上尽可能在 7 点前起床，做自己需要做或是力所能及的事情。

8. 不要设法消除自己的强迫，正如森田疗法的思想所讲，"带着"症状去生活，尽可能不管它、不理它，专注当下。

很多时候，家人的陪伴和支持对于患者的康复是有一定帮助的。他们有时就是患者战胜强迫症的信心和动力。当然，家人不仅要在精神上给予支持，更要在具体的行动上给予支持，具体做法，家人可参考以下 8 点建议：

1. 不要过多地对患者表现出的强迫进行说教。主要的一点是，患者对大道理往往都非常清楚，过多地强调患者本来就知道的道理，有时反而会加深患者内心的挫败感和痛苦。对于强迫症患者来说，最不缺少的往往就是"逻辑"和"大道理"。

就像辅导中常常有学员对我说："大道理我都懂，但我就是做不到。""我就是大道理知道的太多了，反而变强迫了。"有时，恰恰是类似"先有鸡，还是先有蛋"的逻辑思维，把强迫症患者拖入无底洞，陷入无法自拔的强迫中。

2. 帮助患者建立一个可实施的行动计划，最大限度地调动患者的积极性，鼓励患者参加户外运动，让他们做简单而又容易完成的事情。只要患者不是强烈抗拒的、厌烦的，并且是积极的、正面的事情，那么都可以引导患者行动起来。

3. 帮助患者建立规律的、健康的生活作息，尤其是入睡、起床方面的。混乱的生活状态会使患者陷入恶性循环中。

4. 尽可能给患者吃清淡的饭菜，这有助于患者消化。除此之外，也要使他们养成规律的用餐习惯，即便患者没有胃口，不想吃，也要鼓励其进食。

5. 家人要最大限度地陪同或参与到患者的行动计划中，而不是只在旁边说教，要不断地勉励和督促患者，以便患者坚持下来。

6. 尽可能不让患者接触喧嚣及复杂的社会环境，保持简单、轻松的环境，可减少患者触景联想和产生新的强迫。

7. 即便是简单的行动计划，对强迫症朋友而言，起初都可能是一件困难的事情。这是强迫症的症状表现。而且这正是他们需要去克服的，因此，要最大程度地鼓励他们坚持行动计划。

8. 鼓励患者积极寻求专业的心理治疗（疏导），当然，你也可以鼓励患者严格按照本书的方法勤奋地练习。

第二章

这样，就能治

——2 种方法 + 1 套方案

只要改变患者的心理习性，如贪求、厌恶、敏感、多虑、执着、追求完美主义等特质，强迫症便会得到很好的疗愈。

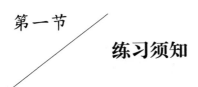

第一节

练习须知

从事心理咨询工作以来，我最大的喜悦就是看到一个又一个学员，在我的指导下走出心理困境，战胜了自我。但我还有一个愿望，那就是把我在心理辅导中运用的这些方法，以文字的形式分享出来，让更多强迫症朋友能够通过这些方法，战胜强迫。

在以下的章节中，我为强迫症朋友展开了由浅入深的"2 种方法＋1 套方案"，分别是快速做到顺其自然的

"亦止法"、活在当下的"观息法"和"21 天自愈强迫症方案"。

亦止法，主要教你用一句话做到顺其自然的"亦是如此"练习，是对生活中当下所注意的对象通过描述、标记的方式，让心专注于当下，摆脱强迫、胡思乱想，做到顺其自然。

观息法，主要教你培养平等心，活在当下的观察呼吸练习，通过静坐观呼吸，培养出更深层的觉知和平等心，让心得以更好地活在当下。

亦止法和观息法本质相同，旨在培养觉知和平等心，简单来说，就是顺其自然的心态。将两种方法配合，持续、勤奋地练习，我相信，你一定会越来越好，最终一定可以战胜强迫。

为了让你能顺利地进行练习，并取得应有的效果，我希望你能遵守以下几点，牢记于心，甚至每隔几天就要熟悉一下。如此，你就能在正当、努力的练习下，获得应有的进步。

1.练习期间不要到网上贴吧、社区及相关平台，查找强迫等症状的内容，避免受到负面暗示及对号入座。

2. 练习期间，尽量不要接触强迫症患者及其他心理疾病群体，这并不是某种歧视。一方面是避免双方进行相关信息交流时，观念上有冲突，陷入练习的误区和错误的判断中；另一方面，病友之间的互助往往是有限的，无法避免会相互对照症状，有可能会给彼此造成新的强迫。

3. 练习期间，不去寻找练习效果，不去寻找你所认为的"好"，不去寻找以前"好"的时候的状态，不去验证自己是否有进步。

4. 每天的练习都是一次新的开始，因此，不要与之前的练习情况及感觉做任何的对比。

5. 尽量不要去看专业心理方面的著作，避免某种专业说法的捆绑和分别。

6. 一心专注做练习，不设目的，不抱期待。

7. 练习期间，在你没有经验到一定的效果时，尽可能不去和他人探讨你正在进行的这个练习，这是一种"保护"，避免不同的观点影响你对练习的信心。

8. 练习期间出现的情绪波动是一次次问题显现及释放的过程，这是成长的过程，是方法的一部分。呈现即疗愈，蜕变伴随痛苦。

声明：

书中的部分内容会有不同形式的重复，目的是不断强化练习要领和形成正确的态度。

特别提示：

本书的自助训练方法不能代替专业的心理治疗和药物治疗。

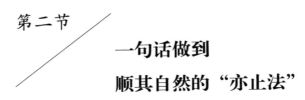

第二节

一句话做到
顺其自然的"亦止法"

　　强迫症的疗愈，就是心灵成长的过程。当心理改变了，不再像过去那样容易敏感、多虑、多疑、追求完美主义，我们的心自然就会是安定的、放松的，不会再有强迫、焦虑。

　　你的未来一定是光明的，但你要客观地了解，改变是需要时间的。就像一棵粗壮的大树，从一粒种子到生根发芽，到破土而出，再由小树苗变成粗壮的大树，时间加上生长条件的聚合最后成就了这棵树。对于强迫症的疗愈来说，也是如此。所以，我们必须要以最大的耐心和坚决去练习书中的方法，最后，我们一定可以战胜强迫症，成就自己！

为了让你快速摆脱强迫症状，我先教你通过一句话做到顺其自然的亦止法。本节内容主要介绍如何用亦止法应对生活中的强迫。方法并不复杂，且简单、快速、有效，但需要我们在生活中大量实践，唯有如此，才能获得更好的效果。

我也希望你能以客观、平常的心态看待这个方法。亦止法是一个入门，重点是将亦止法结合第三节的观息法，两个方法同时进行，相互促进，只要我们按照要求坚持、耐心地练习，我们一定会感觉到自己越来越好，最后完全摆脱强迫。

亦止法概述：

亦止法，简单来说，就是通过"亦是如此"这句话，对当下进行描述、标记的方式，保持觉知（正念），使我们的心安住当下，做到顺其自然，从而消除强迫、焦虑、紧张等症状。

亦止法练习要点：

觉知：简单来说，就是知道、清楚、了解的意思，觉知即正念。

平等心：平等心即平常心，简单来说，就是不执着、不纠缠，顺其自然的心。

从练习的小范围来说，平等心就是不评判、不参与、不分析、不联想、不控制、不打压。

亦止法练习要求：

对无论是看到、听到、想到、感觉到、闻到、尝到，或是所思所想、所作所为，所有的心理活动，也就是所经验到的一切，凡是引起自己注意的，就对它进行描述并且在后面加上"亦是如此"（描述可以是概括性的描述、简单性的描述）。

练习是针对当下发生的，无论是好的、坏的，或是不好不坏的，凡是引起自己注意的都一律加上"亦是如此"，即便是重复引起注意的，也都同样加上"亦是如此"。

练习不是为了达到什么、改变什么、消除什么、控制什么，没有任何的目的心，不为达到任何效果，练习就只是表达当下、描述当下而已。也就是说，此刻我们的心在哪里，就对那里加上"亦是如此"。

"亦是如此"可以在心中描述，也可以说出来，但不要变成空喊口号。

亦止法练习注意事项：

1. 刚开始练习时先从简单的练起，尽可能先不在，如看电视、看书，或是一件需要你特别专注的事情上练习。

2. 尽可能对当下经验到的，频繁地、密集地加上"亦是如此"。

3. 不要刻意区别对待，凡是引起注意的都一律加上"亦是如此"，不要只针对不好的做，或刻意回避不好的情况。

4."亦是如此"就是客观地了解、知道，是保持正念、觉知的态度。

亦止法"亦是如此"的起源：

"亦是如此"，是观息法的延伸练习，旨在帮助强迫症患者在生活中能随时随地做到顺其自然，即平常心，从而改变强迫的心理习性，达到康复。观息法是正念疗法中普遍通用的练习方法，通过观察呼吸的方式净化内心，摆脱心理痛苦。它的要领就是发展觉知和平等心，去除贪求、厌恶的心理习性，活好当下。

然而，观息法练习是以静坐的方式进行的，对于强迫症患者来说，强迫的症状可能随时出现，甚至一天中都在强迫，如此，静坐显然是不够的。

多年从事神经症（包括强迫症、抑郁症、焦虑症、恐惧症）心理辅导，我一直在探索如何能将观息法的核心思想觉知和平等心，转化为一种让强迫症患者在生活中随时都可以进行的练习。在反复探究佛学、道家思想的过程中，我找到了答案。喜欢佛学的人应该都了解过《心经》，尽管只有 200 多字的经文，但言简义丰、博大精深，包含了很多智慧。其中一句"受想行识，亦复如是"令我茅塞顿开，简单理解这句话的意思是，无论你产生什么感受，什么想法，什么样的行为、辨别、认识，就只是这个样子。

简单地逐字了解一下"受、想、行、识"的意思。"受"：身与心的感受、感觉。"想"：念头、想法、妄想。"行"：驱使、行为。"识"：识别、心念。"受想行识"可以简单解释为人的感受、想法、行为、识别、心念。

继续了解一下"亦、复、如、是"逐字的概意。"亦"：也、也是、同样、就是。"复"：又、再。"如"：好像、比如、假设。"是"：是这、这样、如此。"亦复如是"可以解释为就是如此、也是这样、如此而已、就是这样，即"亦是如此"的意思。

"受想行识，亦复如是"也就是说，不管我们产生什么念头、想法、感觉、感受、行为，就是这样而已。没有我们增加的，也没有我们减少的，即使产生变化的念头、想法、感受，也就只是如此这样而已，这正是观息法的精髓——觉知和平等心。

亦止法是一种可以随时随地保持平等心的运用方法，秉承了老子的"顺其自然，无为而为"的思想，是可以快速、直接摆脱强迫的显著方法。

什么是亦止法"亦是如此"？

"亦"，就是、也是的意思，"止"即不动、不变、停住、平静的意思。简单来说，亦止法就是老子所倡导的"顺其自然，无为而为"的思想的演化。而"亦是如此"就是做到"顺其自然，无为而为"的练习方法。

亦止法的原理是什么？

亦止法的原理很简单，就是让心安住当下，保持平等心，没有了执着、纠缠，就不会有各种妄想（胡思乱想），没有妄想，就不会再有强迫。

亦止法"亦是如此"为什么能消除强迫症？

从正念疗法（内观）的思想来说，强迫症是心理习性太重，也就是执着心太重造成的。从心理学的角度来说，强迫症与患者的性格特质密切相关，如敏感、多虑、多疑、急躁、追求完美主义等心理模式是造成强迫症的重要原因。两者思想指向相同。

因此，只要改变患者的心理习性，如贪求、厌恶、敏感、多虑、执着、追求完美主义等特质，强迫症便会得到很好的疗愈。

患者表现出的强迫症状往往是想象、妄想造成的。只有改变强迫症患者的习性思维，使他们安住当下，妄想（胡思乱想）就会停止，如此，强迫的思维、行为也自然就会消除。

当强迫思维或念头产生时，若你去跟它理论、说教，结果只会陷入无尽的强迫与反强迫的纠缠中无法自拔。多数的强迫念头或行为，患者是能意识到不合理的，但为何强迫症患者却又无法控制地"想"或"重复行为"呢？这正是问题的关键所在。

很多强迫症患者认为，只要消除了这个担忧或那个疑问，问题就解决了，然而这只是一个假象，即便解决了这个问题甲，接下来还会遇到问题乙、丙、丁。强迫的模式没有改变，还会反复地投射在不同的对象上，让强迫症患者应接不暇。这也是强迫症顽固的一种表现，强迫症患者往往感到每一个强迫都好像很真实，急于排解，结果就会陷入一个又一个的强迫中无法自拔。

这种怪圈就像一个无底洞，如果用一种理性思维去摆事实、讲道理，很多时候，我们只会陷入不断地纠缠、强迫中，无法真正摆脱强迫症。

有些强迫症的治疗方法更多注重强迫的表象，没有追溯到根源，导致患者难以康复。

对于强迫症的疗愈来说，比较显著的方法是对其表现的强迫思维、念头、行为，不执着、不纠缠、不评判，强迫就会自动消解。这也正是道家思想"顺其自然，无为而为"的道理。虽然道理很简单，但知道和做到是两回事，强迫症患者很多时候是不缺少大道理的。如何让强迫症患者能做到，这才是问题的关键。

亦止法"亦是如此"，就是通过实际的训练，帮助强迫症患者在生活中可以逐渐做到顺其自然，活在当下的方法。

在这一点上，森田疗法也很好地秉承了这种思想，如果森田疗法能有落实到生活中更具体的实操方法，那就很圆满了。

"顺其自然"这个道理，几乎所有患者都知道，但就是很难做到，否则强迫症就没那么难治了。"顺其自然"是思维层面的词组，而"亦是如此"是具体可行的方法。两者结合，将思维层面的理解转化为实操方法，并借助"亦是如此"的练习，让心回归当下，逐步做到顺其自然，如此一来，强迫思维、行为就会自动停止，强迫症状就会被阻断化解。

"亦是如此"是不是一种思想的开导？

我们不要把"亦是如此"当成一种观念，一种思想的开导或说教，如果那样的话，它就变成了一种说教工具，这样毫无意义。

当一个念头"我会不会从楼上跳下去？"产生时，接下来的事情会怎样呢？

"不会，不会！"

"万一会呢？"

"怎么会？我还没想死！"

"万一你突然精神失控呢？"

"我怎么会突然失控呢。"

"你看，你刚刚不是产生'我会不会从楼上跳下去？'的念头吗？"

"但这也不是我故意去想的啊。"

"是啊，所以，你看这不就是一种失控的表现吗？"

"啊，不会吧？这就是失控吗？真会发生万一吗？"

如此的争论、思考、批判，只会让我们陷入无尽的强迫中。试图说服自己内心产生的一个不安的"我"，结果往往是令自己陷入与这个"我"的不停纠缠，甚至是衍生出的多个"我"的纠缠中。这就是强迫症，诡异、狡猾，一变成二，二变成三，三变成四……强迫症总能见招拆招，把我们搞得团团转。

现在你了解到"亦是如此"这个方法，同样的念头产生了，你开始展开练习，"我会不会跳楼'亦是如此'。"接着你开始用"亦是如此"去解读，"我会不会跳楼这就是个念头，如此而已，它不代表我的真实想法，没什么可担心的……"不，不要给自己类似这样的刻意解说，这是评判，是说教。"亦是如此"没有这些解读，也不需要这些解读。"亦是如此"没有任何评判，没有任何观念的说教。

"亦是如此"就只是代表"知道"，就只是如其本来地知道、了解而已。担心了，也就知道自己担心了。产生不好的念头了，也就是知道自己产生不好的念头了。一切也就只是如此知道，就是"亦是如此"。

强迫症就是不想让我们活在当下，它太喜欢让我们胡思乱想了，甚至会令我们忘记当下正在做的事。

就像一个学员在同我做电话辅导中，说着说着，突然一愣，说："我的手机哪儿去了，我的手机哪儿去了？"

"啊？难道你不是在用手机和我通话吗？"我说。

"亦是如此"是不是一种转移注意力？

"亦是如此"，当然不是转移注意力。转移注意力并不能真正解决强迫，从另一方面来说，转移注意力往往是一种逃避，是一种排斥、抗拒的表现。但"亦是如此"没有逃避，没有排斥，也没有放任、纵容。"亦是如此"是正面面对，是觉知，是活在当下的过程。当我们的心能持续地安住当下，就不会再有妄想（胡思乱想），没有妄想，也自然就不会再有强迫、焦虑及其他种种负面情绪。

"亦是如此"是要控制不去想、不去做吗？

"亦是如此"没有任何的价值观评判，它就是觉知、知道的意思。我们通过"亦是如此"的练习，只是让我们的心"清楚"当下，"知道"当下而已，这便是觉知、正念，便是活在当下。当我们持续地保持觉知，一些不必要的想法及行为，自然就会减少。长久如此地练习，我们的心将越来越能放松、平静，强迫的症状也就逐渐消除了。

这个练习适合所有的强迫症患者吗？

保持觉知，活在当下，是正确的生活态度，是让我们享有平静、放松、快乐的真理所在。能以平等心面对生活中的盛衰起伏，这样的一种不执着、不纠缠，懂得顺其自然的心态，不正是强迫症患者要培养的吗？从普遍的意义来说，这个练习就是一种心灵成长的训练，我们每个人都应不断培养平等心，让自己的生活变得越来越快乐、幸福。这是正确的生活态度，适合所有的人，更适合所有的强迫症患者。

练习"亦是如此"对强迫症会有什么样的效果？

练习会不断培养我们的平等心，让我们能更好地活在当下，如此一来，我们的心也就越来越平静、踏实和放松了。内心不再执着、纠缠，自然也就不再有强迫的症状了。

这个练习会造成负面影响吗？

练习是帮助我们培养觉知、正念，培养顺其自然的心态的，我们只会更好地活在当下。无论是学习、工作、生活，我们都会变得更专注。这是心灵的成长，只会带来更多的快乐和幸福。

练习时，用去想"亦是如此"的意思吗？

我们已经了解这句话的意思了，所以，练习时不必再去想"亦是如此"的意思或是带着理解去看待当下。我们就只是纯粹地用"亦是如此"来表达当下，标记当下而已。如此一来，心就会被拉回到当下。

怎么做这个练习更好？

不要带有目的心，不贪求任何效果、感觉，也不去排斥、打压各种所认为的不好的想法、感受及现象。练习就只是描述当下、表达当下，就只是与当下同在而已。

每天练习多长时间，什么时候练习最好？

活在当下，应是随时的，我们能越多地专注于当下的生活，妄想就会越少，自然就会享有越多的平静和快乐。练习就是为了帮助我们专注当下，因此，我们应把练习贯穿于点滴的生活中。只要在能进行的情况下，都尽可能的对当下加上"亦是如此"，不要把"亦是如此"的练习当成一种练习，一种任务。

"活在当下"，难道是一种练习吗？这是本该就有的正确生活态度，而我们对当下加上"亦是如此"的过程，就是活在当下的过程。起初练习时可以固定时间，练习熟练后，随时练习，尽量多做，将练习融入生活。

实操练习：看看强迫症学员是怎么做的

学员：刘唐（化名），男，41 岁

职业：企业高管

症状：强迫症，主要表现为艾滋病恐惧，广泛性强迫思维，强迫症状有明显泛化。

以下是一次电话辅导中关于练习指导的片段：

我（示范）："咽了下口水'亦是如此'，今天的天儿不太好，雾霾天'亦是如此'，咽了下口水'亦是如此'，看到窗帘'亦是如此'，地板'亦是如此'，书包'亦是如此'，听到关门声'亦是如此'，做了个深呼吸'亦是如此'，听到净化器的声音'亦是如此'，看到脚上的鞋'亦是如此'，脚动了一下'亦是如此'，动了一下手'亦是如此'，眨了一下眼'亦是如此'，咽了一下口水'亦

是如此'，又咽了下口水'亦是如此'，做了个深呼吸
'亦是如此'，手指动了一下'亦是如此'，看到电脑'亦
是如此'，听到外面汽车的喇叭声'亦是如此'，听到外
面的说话声'亦是如此'，想到一些事情'亦是如此'，
鼻子有点痒'亦是如此'，挠一下鼻子'亦是如此'，扭
一下头'亦是如此'，感觉有点口渴'亦是如此'，拿起
杯子'亦是如此'，喝了点水'亦是如此'，放下杯子
'亦是如此'……好，大致知道怎么做了吗？"

刘唐："嗯，就是对自己看到、听到、想到的任何东
西，就描述一下它？"

我："就是你的心在哪里，就对那里进行描述并且加
上'亦是如此'，就是心在关注什么，就对关注的东西加
上'亦是如此'。"

刘唐："那假如说，我担忧一件并不在此刻发生的事
情，是将来万一发生的呢？"

我："那不也是你当下在担忧的吗？你就对当下的担
忧加上'亦是如此'啊。比如，我在担心'亦是如此'，
我会不会染上艾滋病'亦是如此'，会不会有艾滋病病毒

潜藏'亦是如此'，万一怎么样了，怎么办呢'亦是如此'，应该不会吧'亦是如此'，并且我也做了检查了，也都没有问题啊'亦是如此'，医生也都很肯定说没问题啊'亦是如此'，但是万一呢，万一有漏网之鱼，而我就是那个漏网之鱼呢'亦是如此'。以此类推，对于你的担心，你也就像如此这般地加上'亦是如此'。"

刘唐："嗯。"

我："但你不用为了做这个练习，而刻意把那些令自己感到担忧的东西想出来加上'亦是如此'。或像电脑扫描病毒一样，刻意用'亦是如此'去'杀毒'。练习，是对当下自然发生的，不论是看到、听到、想到、感觉到、闻到、尝到，或是所思所想、所作所为，所感知到的一切，凡是引起你注意的，就对其进行描述，并加上'亦是如此'。就是如此操练而已。"

刘唐："噢，明白。那这个训练要不要先从生活中简单的小事做起，有没有一个循序渐进的过程呢？是不是这样慢慢就可以应对自己的烦恼了，才可以运用的更好呢？"

我："我们就从当下开始做起，就是当下自己的心在注意什么，无论是看到、听到、想到的，等等，你的心在哪里，就对那里加上'亦是如此'。"

刘唐："嗯嗯，我明白，这个方法有点相当于'无为'，就是对当下要做到顺其自然。"

我："嗯，那你明白怎么练习了吗？"

刘唐："明白。"

我："好，那接下来你来练习一下，我听听你掌握的情况。"

刘唐："好。但是我觉得，我说的可能更多是关于我看到的东西。"

我："那没关系啊。"

刘唐："就比如说，我看见一个柱子'亦是如此'，我看见一个垃圾桶'亦是如此'，我看见一棵树'亦是如此'，等等，都是看到的东西。"

我："如果说当下你的心更关注看到的东西，那你就对看到的东西加'亦是如此'啊。有的人更关注想法，那就对想法加'亦是如此'。有的人可能更关注感觉或是听觉，那就对感觉或是听觉上的东西加上'亦是如此'啊。我们不需要刻意选择，只要心此刻在哪里，就对那里加上'亦是如此'。"

刘唐："噢，明白了。"

我："好，那你现在开始练习吧。"

刘唐："行，我看见一个桌子'亦是如此'，我吃饭吃得胃不舒服'亦是如此'，看见几只鸟飞过去'亦是如此'，看见有两个人从楼梯上走下来'亦是如此'，好像在找什么目标呢'亦是如此'，我又再看这个桌子'亦是如此'，我在想，我这样一直练下去脑子会比较累啊'亦是如此'，本来脑子就不停地想，就很累了'亦是如此'。"

我："嗯，思考才会消耗脑力，只有不停地思考，反复纠结，才会造成疲劳、痛苦。而'亦是如此'的练习没有让我们思考什么，就只是让我们专注当下，就只是让我们保持觉知，活在当下，怎么会让人感到累呢？这只会让我们放松、平静。"

刘唐："噢，明白。那您说，我一个人晚上躺在床上，那我做这个'亦是如此'，那脑子里不得全是自己的想法啊？"

我："难道你不加'亦是如此'，就不知道自己当下的想法吗？你仍然是知道的。但加上'亦是如此'会让你的心保持清醒、觉知，不会陷入想法或感受的一种喜爱或厌恶的习性反应中，简单来说，有了觉知，就不会陷入胡思乱想中。"

刘唐："噢，我明白了，这就是促进我活在当下的一种工具，一种方法。"

我："是的。现在继续练习一会儿'亦是如此'。"

刘唐："好，听到汽车喇叭声'亦是如此'，看到对面的写字楼'亦是如此'，感觉胃有点不舒服'亦是如此'，胸口也有点不舒服'亦是如此'，喇叭声'亦是如此'，在走路'亦是如此'，走路'亦是如此'，看见一个垃圾桶'亦是如此'，想到里面会不会很脏'亦是如此'，会不会有细菌呢'亦是如此'，赶紧离远点'亦是如此'，别让细菌跑到我身上了'亦是如此'，您看我总是会产生各种担心'亦是如此'。"

我："嗯，练习得很好，就是把你的当下，不管是所思所想、所作所为，凡是你正在关注的，都一律加上'亦是如此'，或者说就用'亦是如此'来标记你的当下。我们就是通过这样的方式，让心保持觉知的，有了觉知，强迫、胡思乱想就会停止。来，继续操练。"

刘唐："谢谢老师的鼓励，继续练习'亦是如此'，感觉到阳光'亦是如此'，感觉到微风吹过脸庞'亦是如此'，想到中午要吃什么'亦是如此'，吃炒菜还是吃面条'亦是如此'，不怎么想吃'亦是如此'，自从有了这个'恐艾'后，对吃的都没什么兴趣了'亦是如此'，我还能好起来吗'亦是如此'，生怕自己好不了，那这辈子就完了，每天都活在这种恐惧下，活得真是太痛苦了'亦是如此'，又看到垃圾桶'亦是如此'，又想到细菌'亦是如此'，但好像没有刚才那么紧张的感觉了'亦是如此'，挠一下鼻子'亦是如此'，再挠一下鼻子'亦是如此'，听到喇叭声'亦是如此'，没什么想法'亦是如此'，地面'亦是如此'，瓷砖'亦是如此'，电线'亦是如此'，闻到一股说不上来的味道'亦是如此'……"

我："嗯，练习得很好，你有没有感觉，在'亦是如此'的练习下，你不怎么纠结了，心是'流动'的。就像你刚刚看见了垃圾桶，想到了细菌，但是，在'亦是如此'的练习下，很快就过去了，心没有陷入里面，而是活在——你挠鼻子，注意地面、瓷砖、电线等一个又一个的当下。"

刘唐："嗯，好像是这样的，我平常遇到这样的情况会想一会儿的，严重的时候会想很长时间，会陷入没完没了的强迫中。"

我："是的，当我们对当下加上'亦是如此'的时候，我们就有了觉知，就能安住当下，活在当下，自然就不会陷入妄想（胡思乱想），没有妄想，就不会再'编剧本'，就不会再有焦虑、强迫了。"

活在当下的"观息法"

所有的智者都告诉我们要了解自己，唯有真正了解自己，才能解决自己的烦恼。智者们不是只给我们提出一个概念，而是非常务实地指出了道路。当我们从了解自身的本质着手，烦恼、痛苦或是关乎这个世界的种种问题，就一个一个解开了。

人是自然界的一部分，人与自然界是从来都不能分开的。虽然人在自然界面前非常渺小，但人和自然界运行的道法却是相通的。诚如智者老子所说："人法地，地法天，天法道，道法自然。"

如何了解自己？唯有从了解自身的本质着手。如何了解世界？也唯有从了解自身的本质着手。

反观，如何了解自身的本质呢？先从了解身体开始。如何了解身体？先从了解身体感受开始。如何了解身体感受？先从了解身体局部感受开始。那么又如何了解身体局部感受呢？就从观察呼吸开始。呼吸里有大智慧，呼吸里有大科学。这就是我们接下来要学习的观息法。

"呼吸"，观察呼吸，当我们持续地观察呼吸，心结一个又一个被打开了，痛苦一个又一个被化解了，头脑清醒了，习性的心改变了。在生活中，我们越来越能保持平常心，活在当下。

观息法练习重点：

观息法练习的重点在于培养觉知和平等心。在亦止法中我们讲过觉知和平等心，观息法的核心仍是觉知和平等心，亦止法是观息法在生活中的灵活应用，两个方法本质相同，一动一静，从生活实践出发，让我们体会觉知和平等心，做到顺其自然。这里再次强调觉知和平等心的内涵。

觉知：就是有意识、有觉察地关注当下，对当下的发生就只是如此"知道"而已，不评判，不妄想。

平等心：平衡、平稳的心，顺其自然、不执着的心。平等心是觉知的进一步强调。

平等心，从练习的小范围来说，就是不评判、不分析、不思考、不排斥、不纠缠、不联想、不执着的心。

观息法中的"息"就是当下的一呼一吸：

观息法就是以持续专注的心，如实地观察（觉知）鼻孔的呼吸进出。除了呼吸的进出以外，其他的一切，无论是何种想法，何种感受、感觉都只是对此保持觉知，保持平等心。

观息法练习步骤：

1. 盘腿静坐，保持腰背及头自然挺起，后背不要倚靠东西。手舒服地放好，合上嘴，闭上双眼。

2. 将心（注意力）专注在鼻孔处，以持续专注的心，如实地观察（觉知、感觉）鼻孔的呼吸进出。也就是说，持续不断地专注鼻孔的呼吸进出。

3. 除了呼吸的进出外，其他的一切都不去管它。无论头脑产生什么想法，无论内心产生什么感受，还是身体产生什么感觉，不管它们是愉悦的，还是不愉悦的，都只是保持平等心，简单地说，就是不去管它们。你所要做的就是持续地观察呼吸的进出，就好像除了呼吸的进出外，其他的一切都和你没有关系。

观息法练习要求：

持续不断地观察鼻孔的呼吸进出。如果呼吸是明显的，就是明显的，如果呼吸是不明显的，也就是不明显的，如果感觉不到呼吸，也就只是感觉不到。你只是与你当下经验到的呼吸现象同在，与实相同在，呼吸是什么样的，就是什么样的。 总之，你感觉到是什么样的呼吸，就是什么样的呼吸。

这个练习，需要我们用公正、平和的态度去验证。你要完全按照这个方法的要求去练习，不要掺杂任何的技巧，就只是如实地观察（觉知、感觉）自己的一呼一吸，让呼吸顺其自然。

不管呼吸是快还是慢，不管呼吸是跳跃的还是流畅的，不管呼吸是急促的还是缓慢的，不管呼吸是明显的还是不明显的，总之，不管你当下经验（感觉）到什么样的呼吸现象，就是什么样的呼吸现象，你就只是保持觉知，就只是知道而已，以平等心的原则对待，不做任何的判断、分别、对比、思考。

不要干扰呼吸的自然流动，让一切顺其自然，你所扮演的角色只是观察者，就只是如实地观察呼吸所呈现的样子，而不是你想要的样子。

如果你在观察呼吸的同时，也注意到身体某个部位的感觉，或是头脑产生的某个念头，或是外界的某个声音，你也只是注意到它而已，不用管它，保持平等心，你的注意力焦点只是呼吸。如果你的注意力跑掉了，跑到身体的某个部位或是头脑产生的某个想法上，或是外界的某个声音上，你也只是保持平等心，将注意力拉回到呼吸上，如此而已。当我们保持平等心，持续地专注呼吸时，我们就完全活在当下了。

观息法练习要点：

1.持续不断地觉知（专注）鼻孔的呼吸进出，除了呼吸以外，其他的一切都不去管它。

2.练习中不去寻找任何感觉、效果，也不去排斥任何令自己感到不愉快的现象，只是觉知鼻孔的呼吸进出。

3.练习的重点在于培养觉知和平等心，不在于体验到什么样的愉悦感受，不在于达到什么、做到什么、消除什么。

4.心不断跑掉是正常的，杂念不断是正常的，种种不愉悦的内心感受、身体感觉的产生是必然的，你所要做的很简单，就只是对此保持觉知，保持平等心。也就是说，不去管它们便是，持续不断地将心专注在呼吸的进出上。

5.练习中，只要觉察到走神了，陷入思维了，就拉回到呼吸上。心跑掉了，就再拉回到呼吸上，跑掉了，就再回来，如此反复练习。

6. 练习中尽可能不打开手脚，不睁眼。

观息法练习注意事项：

1. 当前，尽可能不在室外静坐练习，外部的气流会干扰你对自然呼吸的观察。

2. 不宜在令自身感到紧张或不舒服的环境中练习，这将使你无法沉下心来练习。

3. 不宜在过饱的情况下练习，肚子太饱，会使静坐变得很困难，并容易出现瞌睡和昏沉的情况。

4. 不宜坐在过于松软的垫子上练习，长时间静坐，反而会令你感到不舒服。

5. 不必刻意模仿某种静坐姿态练习，自然盘腿静坐就好，观息法练习的重点在于培养觉知和平等心。如果过往有静坐习惯的人可以保持原有姿态。

观察呼吸，是培养平等心的重要工具：

观察呼吸，是让心回归当下简单有效的方法，大多数刚接触观息法的人，都会抱怨不是腰酸背痛就是腿脚麻木，不是这里不舒服，就是那里不舒服。需要说明的是，除了身体有外力创伤或是疾病的，其他一切的躯体反应都是正常的。

没有人喜欢痛苦，但是你必须知道，观息法练习中出现的身体疼痛、瘙痒或种种不舒服的感受，是必然会有的反应。事实上，你就是要藉由这些不愉悦的感受作为工具，来培养平等心，来了知无常法则，进而做到顺其自然。

对于疼痛等种种不愉悦的感受，你要做的是持续地保持平等心，也就是说，不去管它，将心不断地专注在呼吸的进出上。所有的不愉悦感受都是无常变化的，最后你都会一一克服这些不愉悦的感受，会经验到无论是多么痛苦的感受，也都是生起、灭去的无常变化现象。

无论是佛学、道家、中医还是心理学都阐述了一个基本的事实：身和心是一体的。身体的种种反应与心理状况是紧密相连的，除了身体的外力创伤或疾病外，练习中所出现的种种身体上的不愉悦感受，都隐含了内心的某种情结。藉由观息法的练习，我们的平等心得以不断增长，我们越来越不再纠缠，不再对浮现的痛苦起习性反应，所有的情结、负面的积累，在没有心理执着下，都将被自动打开、去除，身心变得和谐统一。

自然界中所有的事物和现象，无论是有形的还是无形的，都是生起、灭去的无常变化过程。同样，我们身心的一切表现也是如此，不是固定不变的。通过持续的练习，身心不断地对无常变化的体验过程，就是平等心增长，心得以被净化的过程。心结被打开，执着被去除。所以，允许疼痛的出现，接受疼痛的出现，一切不愉悦的感受，都是帮助我们去除执着，了知无常，体验平等心的。

观察呼吸，是破除执着心，做到接纳的方法：

观察呼吸，心时而躁动不安，时而平静祥和。这是正常的现象，每一次"风暴"的来临都是深层习性的浮现，都是一次释放的过程，换句话说，我们的心就是在这种波动起伏中，不断突破成长的。

无论你练习了多久的观息法，你都要保持正确态度，每一次练习都是新的开始，与之前的练习没有关系，不去与之前的感觉做任何的比较。有很多人在之前的练习中体验到非常好的感觉后，便认为之后的练习也会如此，甚至还期待在之后的练习中有更好的体验，这是不好的，是执着。

要知道，我们所谓的美妙体验也是无常变化的现象，无论是让我们感觉好的还是不好的，是愉悦的还是不愉悦的，都无一例外。一旦你陷入对某种体验的追求中，执着心便由此生起。用佛家的话来说："人所有的苦都是来自执着，执着放下得越多，苦就会越少。"

执着会控制我们的心，蒙蔽真相，在追求一种好体验的同时也会令你陷入与之相反的体验的抗拒中。就像一枚硬币，正面和反面是一个整体，你不可能只要正面而不要反面。即便你自欺欺人，但它还是存在的。事实上，硬币本无正反之分，只是由于我们有一颗执着的心。当你执着一种所谓的"好"，同时你就会执着于消除相反的一种"坏"。你会在练习中有所体会，如果你总想获得一种好的感觉，当不好的感觉出现时，你就会产生厌恶、烦躁的情绪。

我们都希望获得美妙愉悦的体验，这理所当然。我们也可以学着以开放的心去对待一切。当好的感受出现时，我们享受这种愉悦，但我们不执着于让它持续下去，它是无常的；当不好的感受出现时，我们也接受它的出现，但我们不执着于让它赶快消失，它也是无常的。当我们以不执着的心去对待人生的盛衰起伏时，自然就能顺其自然地做到接纳一切，心就会常保乐观、安定。

观察呼吸为什么可以治疗强迫症？

呼吸和心紧密相连，任何一种思想及感受的产生，不管是愉悦的还是不愉悦的，都会显现在呼吸上。当心中产生负面的情绪时，呼吸就会失去它正常的节奏，变得粗重、急促。当内心平静、安定时，呼吸就会变得轻柔、顺畅。呼吸就像一面镜子，如实地反射出我们当下的思想及情绪（感受）。藉由观察呼吸，我们就是在间接地观察我们的思想及情绪，观察这颗心。

观察呼吸，就只是单纯、如实、客观地观察，没有贪求，没有厌恶、批判，也没有纵容和打压，这就是一种顺其自然，一种无为的过程。经由持续、客观地观察呼吸，负面的情绪就会随之消失。

这种身心的现象，正如内观大师葛印卡老师所说："它就像一个硬币的两面，一面是心中生起的思想及情绪，另一面则是身体上的呼吸和感受。每一个思想或情绪，不管它是有意识或无意识的，每一个心理的杂染都会立即显示在呼吸和感受里。

"因此，藉由观察呼吸或感受，你便是间接地观察心中的杂染，是如其本然地面对实相而非回避问题。接着杂染就会失去力道，最后烟消云散，你将获得安详和快乐。"

呼吸就像一个身心连接的通道，随着持续地观察呼吸，我们就是在不断深入内心，了解内心。这就像我们在照镜子，通过镜子我们得以看清自己，所有隐藏在心中的情结、负面积累，都会被剥离出来，进而去除，心得以净化。

简单来说，强迫症就是过去形成的一种容易敏感、多虑、多疑、不安，容易造成负面情绪的心理习性。在生活中我们不断地被这种心理习性驱使着，对经验到的一切不断起习惯性反应，如多虑、多疑、懊悔、自责、胡思乱想、纠缠、执着等。

通过观呼吸的练习，心变得越来越能专注当下，保持平等心。持续地练习，平等心就会变得越来越强，旧有的心理习性就会变得越来越弱，心理习性越弱，执着、纠缠的心就会越轻，强迫症的症状就会变得越轻，最终完全消除。

21天自愈强迫症
方案及练习指导

在前两节中，我们学习了亦止法和观息法。亦止法是一个非常有力量的方法，只要持续、正确地按照方法的要求去练习，强迫的心理就会得以改变，心变得越来越能活在当下，顺其自然。而观息法能让你深入体会什么是觉知和平等心，观察呼吸也就成为我们修炼活在当下的心的非常实用的方法。

为了能够更快、更深入地改变深层的心理习性，我们接下来制订了一个 21 天自愈强迫症方案，在这个方案中，两个方法需要每天练习，两种方法动静结合，相互补充，能更全面地护持这颗心。

在平常动态的生活中，面对各种纷繁复杂的想法，亦止法可以让我们的心及时摆脱胡思乱想，安住当下。观息法以静坐观呼吸的方式，让我们更加深刻地体验到一切感受及想法的无常变化。我们对感受无常的体验越深刻，执着心就会被去除的越深，平等心就会变得越强。

我们在练习中能对身心所出现的一切不愉快感受保持平等心时，内心深层的习性（执着、心结、负面情绪）便逐渐被去除了。旧有的心理习性被去除了，我们自然就能更好地活在当下，享有健康快乐的人生。

一、实施方案的进度及要求：

1. 每天练习亦止法、观息法。

2. 练习分 3 个阶段，每个阶段 7 天，按照每个阶段的进度要求练习，可以多做，但不要少做。每个阶段都根据本阶段的常见问题，进行分析讲解，解答你在练习中遇到的问题，指导你顺利走出强迫症。

3. 每天按以下进度要求进行练习：

第 1 阶段，第 1—7 天，亦止法基础练习，每天上午、下午各练习 20 分钟，观息法每天早晚各一次，每次 20 分钟。

第 2 阶段，第 8—14 天，亦止法提高练习，要达到能够随时随地练习，每天综合练习时间不少于 1 个小时，且练习次数越多越好，观息法每天早晚各一次，每次练习 30 分钟。

第 3 阶段，第 15—21 天，亦止法强化练习，要更加熟练地随时练习，每天综合练习时间不少于 2 个小时，且练习次数越多越好。希望在这个阶段中，"亦是如此"这个操练能成为一种习惯性反应，一种当下的条件反射，不再是一种刻意去想着练习的练习，观息法每天早晚各一次，每次延长到 40 分钟。

二、实施方案中的注意事项：

1. 亦止法练习中，不要掺杂任何技巧，更不要在观息法练习中对出现的杂念刻意加上"亦是如此"，两个方法是单独的，不要一起练习，总之，保持方法的纯粹性。

2. 最好时常温习亦止法和观息法的要领及要求，从而检验自己练习的正确性。

3. 观息法练习可以早晚各一次，也可以在中午和晚上进行练习，但至少每天练习两次，每次练习时间按每个阶段的进度要求进行，每次练习时间可以延长，但最好不要减少。

4. 如果有时间可以尽量多做，效果和练习时间成正比。

三、练习指导：

第 1 阶段（第 1—7 天）

第 1 阶段的练习是打基础的，只有基础打好了，有了稳定的基石，才能收获应有的效果。在这几个阶段的自我训练中，每个阶段有不同的目标和任务，也会收获不同的效果。一分耕耘，一分收获，你付出多少就会收获多少。在练习当中，你可能会遇到这样或那样的问题，但没关系，只要你坚定、持续地按照要求去做，你必定会看到希望，最终走出强迫症。下面，我们就来讲讲第 1 阶段练习中应注意的问题。

1. 亦止法练习中的答疑解惑：

"亦是如此"练习是说出来好，还是默念好？

无论是说出来还是默念，都是在练习。只要在练习就是保持觉知，就是活在当下。当然，在起初练习的阶段，如果当下的环境允许，没有他人或不会妨碍他人的情况下，我鼓励你更多地说出来练习，声音大小，可随意适度，这会让你更能专注当下，如果环境不允许，那就在心中默念练习。

练习的快慢会影响效果吗？

练习的快慢无硬性规定，只要是不松散、不急促就可以。如果太快，像"赶火车"似的赶时间，这样会很辛苦，也容易造成急躁。如果太慢或间隔时间太长，觉知就无法持续，很容易落入妄想（胡思乱想）。

对注意到的东西不知怎么描述或描述不准确，怎么办？

我们在练习的要领中强调，对所注意到的现象可以是概括性的描述，简单性的描述，甚至描述的不准确也都没有关系，只要我们心里清楚所描述的东西代表什么就可以。练习的目的是通过这种对当下的描述、标记的方式，把心拉回当下，当下是清醒的，是拥有正念、觉知的。

感觉什么都加上"亦是如此"很奇怪？

我理解，起初我们在做这个练习时，可能会觉得有点奇怪，就像有的强迫症学员在辅导中对我说："感觉有点滑稽、搞笑，有点别扭……"这很正常，但随着我们持续地练习，一切就会变得自然、顺畅。

可以用其他概念代替"亦是如此"吗？

最好不要随意用其他概念代替"亦是如此"。有的学员说："老师，我可以用'就是如此'代替'亦是如此'吗？""我可以用'顺其自然'代替'亦是如此'吗？"

还有学员想用各种自己觉得好的词来代替"亦是如此"，这是不好的。我们要保持这个方法的严肃性，这样我们才能更好地精进练习。

从"亦是如此"的词意来说，它是更接近《心经》中"亦复如是"词意的。之所以将"亦复如是"转换为"亦是如此"，是为了通俗易懂，方便我们练习。

感觉无法对所有注意到的都加上"亦是如此"，怎么办？

我们自然是无法做到对所有注意到的现象都加上"亦是如此"的，要了解练习的要求是为了让我们认真、尽力。所以，我们只要对注意到的现象，能加上的就尽量加上"亦是如此"就好，要以中道的眼光看待。

从另一个方面来说，练习要求我们对所注意到的现象一律加上"亦是如此"，目的是让我们能保持一种警觉，一种认真、努力的态度，如此才能更好地专注当下。

专注当下，就不再有妄想。不再有妄想，就不会再有强迫、焦虑。如此一来，我们的心自然就会获得平静。

如果练习松散，有一搭无一搭地练习，觉知就无法持续，心就无法专注当下，就会继续陷入旧有的习性模式中，各种强迫、焦虑、抑郁、妄想就会不断产生。

如果也没注意到什么或不知道说什么了，还用练习吗？

如果此刻没有注意什么，也就是没有注意什么，这就是你此刻的当下，我们也就是如此表达：没有注意什么"亦是如此"。如果不知道说什么，也就是如此表达：不知道说什么了"亦是如此"。总之，不管我们当下是什么样，我们都要是清醒的、觉知的，所以，我们要尽可能多做"亦是如此"的练习。

练习中好像不能连贯思考了，怎么回事？

起初练习时，你可能会感到别扭、不自然，或是没有办法连贯思考事情，或是有其他种种的不适应，这都没有关系。当我们的练习熟练了，或练习一段时间后，不再需要刻意去做这个练习的时候，一切都会顺畅、自然了。从另一个方面来说，我们在练习中所遇到的一些问题，往往也是我们自身心理问题的一种显现。这一切也正是我们不断要克服的，只要持续按照要领去练习，一切都会变好。

2. 观息法练习中的答疑解惑：

练习时杂念不断，总是走神，无法专注呼吸，怎么办？

观息法练习时，我们会发现心非常"狂野"，头脑中杂念纷飞。相干的、不相干的、荒谬的、滑稽的，各种各样的念头此起彼伏。不做练习还好，一做练习反而是杂念不断，内心一片混乱。

这正是练习的关键，在这里要说明，每个人练习观息法都会有杂念不断的时候，这是正常的现象，不要过分担忧，越是这个时候越要保持平等心，我们就是要藉由观息法这个练习来驯服这颗心，使它得以净化，随着持续练习，心会越来越能安定下来。

所以，练习时，不管产生什么样的念头，都要最大程度地保持耐心，对一切的想法、念头，都不参与，不去管它，也就是保持平等心。

要知道观息法练习绝不是你思考的场所。如果你觉察到心里的"喋喋不休"让自己无法专注的话，也不要批判自己，只需要不去理睬那些想法，将心拉回到呼吸上。注意力跑掉了，没关系，那就再拉回到呼吸上，又跑掉了，就再拉回来，如此反复，不用为无法持续专注而感到挫败，这就是练习的过程。随着持续的练习，我们的心自然会变得稳定，杂念也会越来越少。

观息法练习能掺入持诵、数息或其他方法吗？

在我辅导的学员中，有的学员提出想根据自己以往的经验，在练习中掺入一些其他方法，这样是不好的。对于观息法练习，请保持它的本来面貌。我知道有许多其他的方法，让你在观察呼吸的同时也在心中持诵或默念某些词句，或是去观想某个神名，有的技巧还让你在观察呼吸的同时也去数息，把自己的呼和吸合算为一次，每呼吸一次数一个数字，从 1 数到 5 或是数到 10，然后再从 1 开始数……

我自己也体验过这些方法，虽然心可以很容易专注和平静下来，但是我仍然不推荐掺杂任何念诵、数息或观想等方法。如之前我所提到的，诸如此类的方法，容易让我们生起执着的心。因为这里面有我们的贪求之心，不能让我们体验当下的如实真相，而观息法就只是与当下的实相同在。因此，就只是去观察当下如实的呼吸，训练我们安住当下的心，进而改变我们不断妄想的心理模式。

练习观息法时，为什么不能思考，也不能睡着了？

在纯粹的呼吸观察中，有两种情况我们要注意，第一是不要思考，第二是不要睡着了。思考只会让你的心变成挣脱缰绳的野马，横冲直撞，无法安宁。你在平时思考的事情，不要带到练习中。观息法练习不是让你思考的练习，思考只会蒙蔽你的心，使你陷入无尽的纠结中，看不到真相。只有保持平等心才能使你的心安定下来，让你获得来自心灵深处的醒悟。想想看，你有多少的心结和情绪，是你通过思考化解的？

再有就是，不要让自己睡着了，那样的话，就失去了练习的意义。一般来说，睡着了有两个原因：一个原因是你分心了，没有持续地专注于呼吸；另一个原因是你的腰弯了下来，或者头垂了下来，没有保持挺直，所以你容易瞌睡、昏沉。因此，你需要保持高度的觉知，当你发现腰弯下来或头垂下来时，就再次挺起来。如此，便容易保持清醒。

观察呼吸时，有时观察不到呼吸了，怎么办？

练习中，有时也会出现这种情况：观察不到呼吸了。这种情况归根结底就是你分心了。当然这会有两种表现，一种是你陷入了飘逸的思绪中，另一种是你强迫自己观察呼吸的形态。在强迫心理作用下，有时就会出现"视而不见"的感觉，本来你已经观察到了，但你被自己制造出的感觉欺骗了。

遇到这种情况你可以做 2—3 次的深呼吸，然后继续专注自然呼吸的进出。倘若仍然是观察不到呼吸，也没有关系，那你也就只是对此保持觉知便是。注意，尽量不要频繁地做深呼吸，你所要做的是持续地观察自然呼吸的进出，而不是人为刻意地调整呼吸。

练习观息法的正确态度是什么?

观息法不是尝试去经验一些你读到的、听闻到的或想象的东西,而是如实地观察鼻孔范围的呼吸进出。除此之外,对其他一切经验到或是引起注意的事物,就只是保持觉知和平等心。

对身心所经验到的现象,不管是愉悦的还是不愉悦的,轻松地接受,并保持觉知,保持平等心。注意力只是放在当下的呼吸上,不沉湎在有关过去的思想中,不陷入有关未来的想象中。

你是否在贪求、在寻找什么东西,是否在排斥、在抵抗什么东西,如果如此,这都不是保持平等心。不要尝试去营造什么东西,也不要去排拒正在发生的事情,你只是保持觉知,保持平等心便是。不去期盼任何东西,渴求任何东西,也不去排斥任何东西,抵抗任何东西。否则,你很难进行练习。

观息法不是要你思考,所以,练习中,不要试图去想清楚什么、解决什么、得到什么、消除什么,不要尝试去令事情如你想的发生,你只是知道事情如其本然的发生,就只是保持觉知便是。

观息法练习的重点在于觉知和平等心，对身心经验到的一切现象，只是如其本然地知道，不参与它，让一切自由流动。无论产生何种想法，无论产生何种情绪，也无论身体产生何种感觉，不管它是愉悦的还是不愉悦的，都只是接受它，保持觉知，保持平等心，不去贪求什么，不去排拒什么。

第 2 阶段（第 8—14 天）

练习到第 2 阶段时，亦止法提高了练习要求。需要融入生活中随时练习，不只是固定时间练了，这就要求你能更加熟练地练习亦止法，不能等症状出现了再想起练习，而是要融入生活中去做，想起来就做，并且每天综合练习时间要达到 1 个小时以上。观息法每天练习两次，每次 30 分钟，练习时间可以延长，但最好不要缩短。

在上一阶段的练习中，你可能遇到一些问题，甚至想过放弃，但还是坚持下来了，这是你通往成功的第一步，没有人能随随便便成功，想要战胜强迫症，也是如此。通过一周的练习，你的平等心会有所增长，也或多或少会体会到一些改变，这就是不小的进步。但后面还有一段路要走，需要你更加精进、耐心地练习这两个方法，不管你有什么样的强迫表现，通过持续练习，最终都可以成功摆脱它，活好当下。

1. 亦止法练习中的答疑解惑：

总是会忘记练习"亦是如此"，怎么回事？

当我们有意识地提醒自己勤加练习时，渐渐地，"亦是如此"就会变成我们的一种习惯反应，不再忘记，并且总能处在"亦是如此"提醒下，保持正念、觉知，活在当下。

只在强迫或不好的时候练习，可以吗？

如果只在强迫或不好的时候练习，这显然是一种强烈的目的心、分别心的表现。你想消除它，想得到一种好的效果，但这会变成一种打压、纠缠，变成另一种强迫，练习的本质是培养觉知和平等心，活在当下的心，如此，内心自然会获得平静，摆脱强迫、焦虑。而我们如果只是在强迫或不好的时候练习，这就是一种执着，会令我们陷入对抗、纠缠中。所以，无论好或不好，平静或强迫、焦虑，我们都要一律同样地练习。

为什么有时的练习反而感觉会打破当下的平静？

这是我们要面对的过程，就像清洗型的强迫，不能因为害怕上厕所后自己会不停地清洗，就不再喝水。暂时的这种平静不能代表已经解决问题，并且随时都可能被一种现象、一个念头打破。

一个频繁使用的炒锅，如果长时间未进行深度清洗，锅壁会沾染很厚的污渍。当我们打算清洗这个炒锅时，我们会先往锅中倒入清水，倒入清洗剂浸泡。在我们还未开始清洗前，锅中的水看上去还是干净的，但当我们用抹布开始擦拭锅壁时，水开始变得浑浊。但我们不会沮丧，不会抱怨"怎么这么脏，我还不如不洗了"。我们知道，这是被清洗下来的污渍，这是通往洁净的必然过程。而我们这个练习也是同样道理，同样需要我们以如此态度去面对。

聊天或做事情时，怎么做"亦是如此"的练习？

在起初练习时，我们可以先在相对简单的情况下练习，当练习一段时间且已经非常熟练了，就可以逐渐在各种情况下尝试练习了。

聊天时，如果在听对方讲话，那么，就对这个听的过程在心里进行简单的默念概述，如，在听"亦是如此"或听"亦是如此"。

如果自己在讲话，那么，当自己讲完后，可直接在心里默念并加上"亦是如此"，因为我们讲话的过程本身就是在表达、描述，所以，当我们讲完后，可直接在心里默念"亦是如此"。

做事情的时候，如洗手时，就对这个洗手的过程进行描述：洗"亦是如此"，洗"亦是如此"，擦点香皂"亦是如此"，再擦点"亦是如此"，洗完了"亦是如此"，关上水龙头"亦是如此"，拿起毛巾"亦是如此"，擦一下手"亦是如此"。以此类推。描述，可以是概括性描述或简单性描述，描述可以说出来，也可以在心中默念。

如果我们在某些情况下，没有办法练习"亦是如此"，就不用练习，不要逼自己。只要在能进行的情况下保持练习，如此也很好了。

随着练习时间的推移，我们会发现，我们越来越能在各种情况下做"亦是如此"的练习了。所以，即使在一些情况下没有办法进行练习，或不能顺利进行，也不用沮丧，只要把简单的事情做好了，慢慢地，各种复杂的事情也都能做好了。

感觉说出来练习和默念练习好像不一样？

事实上，每次练习的感觉都是不一样的，即使都是以说出来的方式练习，或都是以默念的方式练习，每次的感觉也都会有所不同。所以，感觉不一样，也就不一样，感觉本身没有好坏，且是变化无常的。所以，我们不去判断好坏，只是尽量依照要求练习，依照自身当下情况进行练习便是。不贪求任何所谓好的感觉，也不去打压任何所谓不好的感觉。练习就只是表达当下，描述当下，就只是与当下同在而已。

练习中没有感觉到明显效果是怎么回事？

在本书中，包括在我的辅导中，我都在反复强调，在练习过程中，不要贪求任何效果、任何感觉。有时我们在练习中会有舒畅的感觉，有时没有任何感觉，甚至还有可能经验到不好的感觉，但无论我们当下经验到的是什么感觉，我们也都只是不贪求、不打压。当下是好的感觉，也就是好的感觉，当下是不好的感觉，也就是不好的感觉，就只是对此保持觉知，加上"亦是如此"而已。

可以省略描述，直接念"亦是如此"这句话吗？

在起初的练习期间是不可以的。这时我们的心还很动荡不安，心总是会陷入各种胡思乱想中，所以直接念"亦是如此"会使其变成一种口号，一种形式。我们进而无法专注当下，无法保持觉知。

事实上，我们就是要通过如此描述并且加上"亦是如此"的方式，让心回到当下。道理很简单，我们描述当下的过程，不就是专注当下、活在当下的过程吗？所以，起初练习期间，不要省略描述。当我们有了比较平稳的心态或有了很好的平等心时，我们可以灵活些、随意些，可以省略描述，直截了当地念"亦是如此"。

如果练习过程中感到越来越烦躁、痛苦，怎么办？

如果练习中感到越来越烦躁、痛苦，就先暂停练习，当烦躁、痛苦有所缓解或感觉能继续的时候，再进行练习。但，对于这种情况我们要客观地省察，练习中是不是有目的心，是不是想要解决什么、达到什么、改变什么、消除什么、控制什么、验证什么，以上都是一种执着心的表现。当我们以执着的心态去练习时，往往就会造成痛苦。所以，我们要常常反省自己的练习态度，需经常复习亦止法练习的要领及注意事项。

睡觉前或者睡不着的时候，可以做"亦是如此"吗？

建议在睡觉前，包括在夜晚睡不着的时候不做"亦是如此"的练习。而是更多地去练习观呼吸（观息法），具体练习可参见本书中的相关内容。

2. 观息法练习中的答疑解惑：

衡量观息法练习的质量和标准是什么？

观息法练习的质量和标准不在于我们去除杂念的多少，专注呼吸时间的长短，也不能单纯地以获得怎样的平静或感受来衡量。练习的重点在于觉知和平等心的体验和增长。

在第1阶段的练习指导中，我们也讲过，在练习观息法中，头脑有杂念是正常的，重要的是我们如何处理这些杂念。我辅导的一些学员，经常责备自己练习的不好，头脑里杂念不断，内心不能平静，注意力总是不能集中在呼吸上，并且专注于呼吸的时间很短。我了解，我最初也是如此，很多人最初也是如此，然而，练习在刚开始时就是这样，这是我们必然会经历的过程，所以不要沮丧。

当前，我们的头脑就是这样，杂念不断，注意力像猴子一样跳来跳去。上一秒注意力还在呼吸上，也许下一秒就跑到某一个念头上了，总是"跑来跑去"。注意力刚拉回到呼吸上，没过几秒钟又跑到另一个念头上了，也许是想到白天单位里的某个人、某件事，也许是想到刚刚和爱人的一次争吵，也许是孩子这次的考试又不及格，也许是些陈芝麻烂谷子的事。

总之，不管想到什么，不管心多么散乱跳跃，都不要沮丧，我们所要做的很简单，只要发现注意力跑掉了，就拉回到呼吸上，跑掉了，就再拉回到呼吸上。除了呼吸以外，其他一切的想法、念头、感受，我们不参与、不评判，就只是保持觉知，保持平等心。

我们通过练习观息法，增长内心安住当下的定力，充分体验什么是觉知，如何保持平等心，这才是观息法要教给我们的。

练习时间增加了，身体疼痛，可以变换姿态吗？

观息法练习时身体出现疼痛或其他不愉悦的感受，都是正常的，当然，观息法练习不是让我们受虐，更不是要自我折磨。这是一种心灵净化的修习，是为了让我们体验到身和心的无常法则，进而去除心的习性，去除造成的心结和负面的积累，而非自虐。

如果练习中产生的疼痛令你难以忍受，那么你可以缓慢地调整一下姿态。需要强调的是，除非疼痛让你无法继续练习，否则尽可能不改变姿态，这里所指的是，不打开手脚，不睁眼，头部和腰部可以小幅度调整。

身体的疼痛，不足以击败一个人，但当这种身体上的疼痛加上心理上的疼痛就会将我们击败。真正的疼痛来自心理的反应。当我们持续地专注呼吸，并且对一切身体的疼痛及种种不愉悦的感受，持续地保持平等心，不去管它们的时候，心理的作用就停止了。没有了心理作用的身体疼痛，就像火焰，当不再添加燃料，火焰就会自动熄灭。身与心就是如此交互作用，藉由身体的种种不愉悦感受，不断培养平等心，去除执着，达到心的净化。

克服练习中身体疼痛的感受，是非常重要的体验。我们会体验到各种疼痛的感受都是无常变化的。当你关注疼痛时，疼痛就会加强；当你不关注疼痛时，疼痛就会减弱，最终消失。随着持续的练习，你会不断地体验到一切的感受都是生起到消失的无常变化现象。你对无常的体验越深刻，平等心就会变得越强。

当我们能对身体上的疼痛等种种不愉悦的感受保持平等心时，我们也就能对生活中一切的不如意、不愉快，保持平等心。事实上，当我们的平等心不断获得增长时，以往那种容易"打结"、产生烦恼的心也自然改变了。所以，当练习中出现疼痛的感受时，尽可能不改变姿态，坚定地专注呼吸，保持平等心。

练习时，感觉自己不会呼吸或者在控制呼吸，怎么办？

练习观息法的重点，在于觉知和平等心的体验及增长。如果在练习中，感觉不会呼吸了，你也只是知道"好像不会呼吸了"；如果感觉是控制呼吸了，你也只是知道"好像控制呼吸了"，总之，你只是与实相同在，经验到什么现象，就是什么现象，你只是对此保持觉知，保持平等心。不用刻意去调整呼吸，呼吸一直在那里，一直在发生，当气息从鼻孔进来了，你知道气息从鼻孔进来了，当气息从鼻孔出来了，你知道气息从鼻孔出来了，不做任何的分别、判断和思考，心持续地跟随在呼吸的进出上就好。

在整个观息法练习中，我们的思想就像猴子一样跳来跳去，一会儿想这个，一会儿想那个，头脑总是在胡思乱想。但没有关系，只要发现自己在想了，就保持平等心，将心（注意力）拉回到呼吸上。

我指导过很多练习这个方法的学员，我了解练习并不轻松，可能会遇到各种困难。总是有人抱怨，不是腰酸背痛，就是腿抽筋，不是这里不舒服，就是那里不舒服，这都是自然的反应。

不舒服的最根本原因就是，我们的身和心都在习惯的模式下打转，而现在我们所做的事正好违反身心以往的习性，它们当然会开始反抗。身体仿佛会对我们说："这不适合我。"心也开始抗拒："这不适合我。"我们会觉得非常不舒服，这是自然的，但慢慢地它们会被我们降服。

起初，我们感到不舒服的原因，是源于这个方法本身。因为我们以往的生活和学习从来没有允许我们毫不批判或停止思考，就只是去观察呼吸。而我们现在做的是去获得一种全新的体验，当新的体验模式与旧的不同时，自然会出现种种的冲突和障碍。

当你按照这个方法持续地练习时，即当你开始观察你的呼吸，只是如实单纯地观察呼吸时，所有的不舒服就开始显现出来。这个过程有时令你很痛苦，但却是一个好现象，因为痛苦已经不再隐藏在内心深处。只有让痛苦、过去的情结浮现出来，强迫才能得以被去除，这就是疗愈的过程，与中医讲的"排毒"有相似的道理。

练习时感觉问题更多了，很痛苦，做不下去怎么办？

观息法是一种很特别的方法，随着我们持续的练习，所有隐藏在内心深处的心结及负面情绪，都将被层层地剥离出来进而去除。

这种负面积累的浮现，不是表现在情绪上的不愉悦，就是反应在身体上的不愉悦。这种不愉悦的显现，自然是令我们痛苦的，但这就是释放，就是疗愈的过程。

从另一个方面来说，练习中经验到的痛苦，是这个方法的一部分。我们就是要将种种的不愉悦感受作为工具，来培养平等心，达到心的净化。

某些时候，在练习中，我们甚至会感到各种问题、各种不愉悦感受蜂拥而至，整个人处在非常痛苦、非常混乱的状况中。对此，我们必须坚定信心，只要按照方法的要求练习，坚持保持觉知和平等心的原则，就不会有错。

身心种种不愉悦感受的反应，都只是一次又一次深层积累的浮现。所以，不要动摇，要耐心地、持续地练习，最终你一定会战胜这一切的。

睡不着时，如何用观息法来"治"失眠？

很多强迫症朋友都有不同程度的睡眠障碍，如失眠、多梦、入睡困难、睡眠浅、易醒、早醒等症状。要想改善我们的睡眠障碍，首先要改变我们过去的两个错误认识：一是睡眠是一种自然而然发生的事情，而不是一种"用力"的结果，相反，任何的"用力"都只会使我们变得更加焦虑、烦躁，只会变得更糟糕；二是绝大多数的睡眠障碍是由情绪因素造成的，当情绪稳定了，睡眠问题也自然就解决了。

不管是正常的睡眠还是深度的好睡眠，都必然是平静、放松心态的结果。当我们不再强迫自己入睡，即使遇到长时间没有入睡的情况，也不会对失眠产生恐惧和担忧。不陷入胡思乱想，不焦虑，不烦躁，如此一来，睡眠自然会恢复正常。

道理很容易懂，但我们如何做到呢？这正是我们接下来要讲到的重点，如何用观息法来"治"失眠。

我们躺在床上后，要将注意力集中在鼻孔的呼吸上，持续地觉察鼻孔的呼吸进出，对产生的一切想法、感觉、感受，不参与、不评判，进一步来说，不管它、不理它，就只是保持平等心。除非我们睡着了，否则，就要持续地觉察（感觉）呼吸的进出，将注意力跟随在呼吸的进出上。练习要领同静坐观息法时的要领相同，但我们不要求像静坐时那样，身体可以变化姿势。

如果练习中，你很难静下心来，那就将身体调整为侧卧的姿态，左侧卧或右侧卧都行，以侧卧的方式来觉察呼吸的进出。我们必须要牢记，练习的过程就是纯粹地觉察（专注）呼吸的进出，而不是为了让自己能尽快入睡，没有贪求，没有排斥。这样，身心就会变得平静、放松，睡眠就会自然而然地发生。

第 3 阶段（第 15—21 天）

在第 3 阶段的练习中，我们仍然要强调觉知和平等心，这是做到顺其自然的核心，也是自愈强迫症的不二法宝。亦止法和观息法的目的都是培养觉知和平等心，培养一颗能顺其自然、活在当下的心，面对人生的盛衰起伏，能保持心的平衡、平稳。

觉知就是知道、清楚、了解。觉知是当下的，不是过去的，也不是未来的，过去的是回忆，未来的是想象。对当下如其本然地知道、清楚、了解，不加评判，就是觉知。

平等心就是平常心，不纠缠、不执着的心，一颗顺其自然的心。当愉快的感受产生时，不期盼它持续下去；当不愉快的感受产生时，不期盼它赶快消失，我们需要的是一颗平衡、平稳的心，活在当下的心。

知道并不代表做到，觉知和平等心需要你通过亦止法和观息法的练习去体会、感悟。只有实操方法，才能明白、体悟什么才是真正的"顺其自然，为所当为"。

这种觉知和平等心的培养，就是净化内心，改变心的习性模式的过程。所有过去产生的心结及负面积累，都将在这个练习中得以去除。强迫症状会逐渐消解，自愈只是时间问题而已。

这个阶段，要求将亦止法融入生活中随时去练习，每天综合练习时间不少于 2 个小时。观息法要求每天两次，每次不少于 40 分钟。

1. 亦止法练习中的答疑解惑：

有遗漏或者没办法加"亦是如此"，会影响效果吗？

事实上，我们不可能对所有注意到的都加上"亦是如此"，念头犹如电光石火，转瞬即逝。我们所能加上"亦是如此"的地方，也只是冰山一角而已。但这没有关系，我们只是要通过"亦是如此"这种表达，或者说这种标记的方式，把心拉回到当下。

虽然有很多注意到的现象，可能来不及、有遗漏或者无法加上"亦是如此"，但在做"亦是如此"练习的这个过程中，我们的心对这一切是清楚的、知道的。这便是正念、觉知，活在当下，便是这个练习的最终目标。

此刻，注意眼前，你会看到很多东西，但可能你的注意力只关注在一个对象上，你对所关注到的对象加上"亦是如此"，如，我看到了电视"亦是如此"。这一刻，虽然你只是描述电视并且加上"亦是如此"，但在这个标记、描述的过程中，你不只是知道电视的存在，和电视一同出现在你视线内的东西，你也都是知道的。

因为，你是觉知的，是活在当下的。活在当下，不是片面，而是全有，是同在。虽只是描述当下其一，但心是当下的全有，是当下的同在。通过对当下的标记、描述，从而专注于下。看到的是这样，听到的、想到的、感觉到的、闻到的……皆是同样道理。

练习会让自己关注不好的想法或感受，怎么办？

难道我们不做"亦是如此"这个练习，就可以躲避掉所产生的不好想法或感受吗？这是不可能的。

当我们有不好的想法或感受出现时，即使我们没有做"亦是如此"这个练习，我们同样也是会关注到的。

问题的重点恰恰在这，如果我们没有觉知，我们就很容易陷入所产生的不好想法或感受的纠缠中无法自拔。但如果我们是保持觉知的，心就是安住当下的。活在当下的心不会落入胡思乱想中，没有胡思乱想就不会再有强迫、焦虑。而"亦是如此"练习的过程就是帮助我们保持觉知，活在当下的过程。

同时注意到很多东西，应该先对哪个加"亦是如此"？

如果同时注意到很多东西，我们可以这样概括性地描述练习，如，看到很多东西"亦是如此"。如果是对此产生了判断，应该先对哪个加"亦是如此"，我们同样也就对这种判断加上"亦是如此"，如，应该先对哪个加"亦是如此""亦是如此"。

什么都加上"亦是如此"，会不会让自己变麻木了？

不会的，练习只会让我们变得清醒、觉知，可以更加

客观、理性地看待事物，会让我们变成一个健康的、情感
更丰富的人。我们在对当下描述并加上"亦是如此"的练
习过程，就是一种对当下保持觉知的过程，就只是让我们
专注当下。试问，活在当下，保持觉知，怎么会让人变得
麻木呢？

感觉好像在刻意地为练习而练习，有点不自在？

起初练习的过程中，我们会有这种感觉，但练习一段
时间后，或当我们练习得很熟练的时候，一切都会变得舒
畅、自然。如果让一个习惯讲方言的人说普通话，开始他
会有一些不习惯，甚至是不舒服，这是正常的。任何一种
旧习惯的打破，开始都会不习惯，但慢慢都会变得自然、
流畅。这个练习也是一样。

只在感觉不好时想练习，平时想不起来，怎么办？

在感觉不好时想到"亦是如此"这个练习，这自然
也是好的，但我们要求无论在好与不好时，都要想到
"亦是如此"。"亦是如此"练习的过程，就是觉知、活在

当下的过程。

觉知应是随时的，应是越来越能持续的。当我们能更好地保持觉知，活在当下，我们的心就会处在平静和安定中。如果我们只在不好的时候想到去练习"亦是如此"，这就容易造成执着，一种排斥、打压的对抗，这是厌恶心的表现。

平静时还要做"亦是如此"的练习吗？

如果我们只是在产生不平静或不好的感觉时练习，显然，我们是带有目的心的，是为了消除当下的不平静，这会让我们变得执着，容易造成更强烈的情绪反应。

练习是为了帮助我们保持觉知，活在当下，如此一来，内心自然享有平静。活在当下，应是随时的。

平静时练习，会让我们变得更平静且保持觉知；不平静时练习，会让我们及早摆脱不平静。在觉知和平等心的保持下，我们不再陷入强迫、焦虑。所以，无论是平静或不平静，都要进行练习。

达到什么状态，就可以不用练习"亦是如此"了？

如果我们吃饱饭了，我们自然就不会再吃了。同样的道理，当你的心理达到一种平稳的状态时，你自然也会感觉到。你能感觉到，即便你不练习"亦是如此"，你也可以是觉知的、专注当下的，这个时候，自然也就不需要练习了。

好了之后，"亦是如此"会不会变成口头语了？

不会的，正如一个腿骨折的人，虽然在恢复期间他会借用拐杖来保持平衡，但当腿好了之后，拐杖自然就会被放下。

2. 观息法练习中的答疑解惑：

观息法练习多做会有坏处吗，可以一直做下去吗？

观息法是净化心灵、修身养性的一种非常好的方法，持续地练习会让我们的身心变得越来越健康和谐。练习做得越多，我们的心就会获得越多的平静，试问，平静又怎么会有坏处呢？它只会让我们拥有一个更健康的身体。

　　身体每天都需要补充食物，只有这样才能保持能量的平衡，同样的道理，每天练习观息法，也正是对心灵的滋养，维护心灵平衡的过程。我们的身心会因持续的观息法练习变得越来越健康和谐，我们会变得越来越自在快乐。对于这么好的一个方法，我们应该终生保持练习，让它为我们的人生保驾护航。

　　观息法练习时，打嗝、放屁、抖动是怎么回事？

　　练习中，身体出现任何不自主的反应，比如，麻木、抽动、抖动、摇摆、打嗝、放屁或是其他种种身体反应，都不必担心，不管是什么样的反应，我们也就只是对此保持觉知，保持平等心便是，仍然持续地观察呼吸的进出。当然，如果当下的身体反应令你难以承受，可以稍作调整或暂停，当缓解之后，继续保持练习。

　　练习中，如何对待愉悦的感受？

　　有些人在观息法练习中会经验到种种愉悦的感受。可能是身体上种种愉悦的感受，如清凉、流畅、轻松、消融等。也可能是心理上种种愉悦的感受，如平静、安详、放松、喜悦等。

然而，无论是身体上还是心理上出现种种愉悦感受，你都要保持平等心，不去迷恋它们，要知道这些都是无常的。愉悦的感受和不愉悦的感受本质是一样的，一切都是无常变化的。

以了知无常的心，对待一切愉悦的感受，保持平等心，不去执着于它们，让它们自由来去。如此，我们才不会失去心的平衡。即使当愉悦的感受消失时，我们仍然拥有一颗顺其自然、安稳的心。

观息法为什么需要精进练习？

任何的成功，都是持续不断努力的结果。蜻蜓点水，或是三天打鱼两天晒网，是不会获得成功的。我们所进行的是一项非常伟大而殊胜的任务，是关乎我们要过什么样的人生的任务。

幸福、自由、快乐、安定是每一个人根本的人生诉求，但它们来自哪里？这一切不在外在，都在我们的内在，在我们这颗心中。好好地去修我们这颗心，一切的美好都将像泉水一般，由心而发。

走出强迫症后，还需要练习观息法吗？

好了之后，我们可以灵活、随意一些。从内心成长的方面来说，我们应不断增强觉知（正念），提升生活的智慧，如此，我们才能更好地活在当下，享有更多的平静和快乐。所以，这个练习始终可以用来修炼我们的内心。

四、总结及建议：

21 天的自愈训练坚持下来，就是个不小的进步，这种坚持对我们而言非常宝贵，我们应该给自己点赞。

只要我们持续正确地练习，我们的强迫就会获得不同程度的改善。有的人强迫明显减轻，有的人强迫稍微减轻，差别一定会有，毕竟每个人强迫的轻重程度不同。虽然如此，但只要我们坚持练习这两种方法，最终，我们都是可以完全走出强迫症，获得全新的自我。

　　一个成功的人，必定是一个能坚持的人，也一定是可以掌控内心的人。通过 21 天的自愈训练，我们迈出了成功的重要一步，但接下来，我们仍然有一段路要走，继续耐心地、坚持地练习才可以帮助我们到达最终的目标。

　　为此，我希望你在 21 天的自愈训练结束后，亦止法和观息法的练习要在第 3 阶段的练习要求下继续练习，并且要循序渐进，增加练习的时间。亦止法练习每天最好能达到 3 个小时以上，可以融入点滴的生活中，做到随时随地练习，达到习惯反应的状态。观息法练习每天不少于 2 次，每次最好能做到 1 个小时。直到我们完全走出强迫症，我们就可以自己把握这两个练习，少做或不做。

第三章

我们，都一样

——你的烦恼我都懂

唯有不断地保持平等心，安住当下，才能不再继续陷进去，才能分清"强迫"与"现实"，才能"拨开云雾，重见天日"。

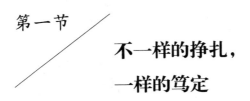

第一节

不一样的挣扎，
一样的笃定

很多强迫症朋友会在网上对照自己的症状类型，你也会这样吗？那么，你是哪种类型？哪种强迫表现？是强迫思维，还是强迫行为？还是强迫思维、强迫行为都有？强迫的类型虽然可以分为强迫思维和强迫行为，但严格来说，强迫思维和强迫行为是无法分开的。有强迫行为就一定会有强迫思维，当强迫思维发展到一定程度就会导致某些强迫行为。

强迫症的表现千奇百态、无所不有，任何一种现象、情况都可能变成一种强迫。常见的强迫症状表现有反复清洗、反复检查、反复确认、穷思竭虑，有计数式、循规蹈矩式、刻板教条式、某种特殊情结障碍、重复某些动作、担心疾病、担心隐私泄露，等等。再具体一些，如口水强迫、余光强迫、社交恐惧、幽闭恐惧、密集恐惧、死亡恐惧、狂犬病恐惧、艾滋病恐惧、各种灾难恐惧，等等。强迫症的表现可能是任何一种情况，也可能是各种的"稀奇古怪"。当强迫症发展到一定程度后，就会全面泛化，最后往往就是什么都强迫。

"比较少见的强迫表现，是不是比较难治？""病程时间比较长的强迫，是不是比较难治？""广泛性的强迫，是不是比较难治？""全面泛化的强迫，是不是比较难治？"在辅导中，常常有强迫症学员这样问我。强迫症，虽然会有各种表现，但强迫症的本质是相同的，心理运作的模式是一样的。不管病程时间是长还是短，症状是单一性还是多样性，或是各种奇怪式表现，只要在正确方法的指导下，最后都是可以完全康复的。

本章，我挑选出 8 个具有代表性的强迫症案例，都是摘选于我的辅导案例，分别以"对话"和"学员自述"的方式展开。其实可以有更多案例分享，但那样的话这本书就变成讲故事，而不是讲方法了。其中的案例，也许和你的情况相似，也许和你的情况不一样，但我想，病友的那种强迫心理，那种内心的不安、冲突、挣扎、纠结、无奈等痛苦，大家是一样的。希望你能从中获得一定的信心，从而更好地练习本书的方法，直到自己完全走出强迫，拥有崭新的自我。

我的生活充满了"万一"

导读：

　　每个人在生活中都会担心一些"万一"的发生，这种担心是一种自我保护，或者说是我们平凡人的一种趋利避害的防范意识，这是一种正常的反应。但如果一种"万一"的逻辑让自己的心无法停止，不断陷入一种或多种无法自控的状态，那就是一种非正常的表现了。比如，以下对话中的这位学员，就已经有一种强迫症的表现了。

对话：

他（学员）："我平时是一个很胆小、谨慎的人，这种胆小、谨慎体现在生活的各个方面。比方说，担心窗户开关坏掉，外面的灰尘进来，或者是下雨天，雨水会跑进卧室里把一些重要的东西淋坏了。整个人变得非常紧张，总会反复嘱咐父母不管晴天还是雨天，都不要开卧室的窗户，甚至会在纸上写大字'千万不要开窗'，贴在墙上提醒他们。"

我："嗯。"

他："这种紧张、焦虑也会表现在其他方面，像电视剧中的一些情节、字眼，如强奸、调戏、强暴、猥亵，还有性虐待、变态等，别人可能听到就过去了，而我就会非常不舒服。

"还有像骂人的话进入脑袋里，我就会判断对哪些人不能说这些骂人的话，对哪些人可以说这些骂人的话。那万一我对不能骂的人，骂了这些骂人的话，对该骂的人却没骂这些骂人的话怎么办？万一我骂了家人，然后导致家人吵架、打架，最后想不开跳楼自杀怎么办？我会产生这一系列恐惧的想象。"

我："嗯，你总是会担心、想象有各种不好的事情发生？"

他："是的，总是会担心各种'万一'，感觉自己有无限的'万一'。"

我："嗯，你有分析过自己的问题吗，比方说，自己为什么会变成现在这样？"

他："有，我在网上看过很多东西和一些相关的心理学书，我觉得我的问题和自己的性格有关系，我的性格就是爱胡思乱想。"

我："嗯。"

他："还有就是，我曾经历过一次比较大的打击 —— 被学校休学了，心里难受了很长时间。"

我："嗯，你这种强迫、焦虑的情况有多长时间了呢？"

他："从高中时就有了，现在读大二了。"

我："这期间有治疗过吗？"

他："有，但没有太大效果。不过我最近发明了一种针对强迫、恐惧的自我暗示法，好像有一点效果，但是我还是想从老师您这接受全面的心理训练。"

我："好啊，那我让你做啥，你就得做啥（故意调侃）。"

他："哈哈，一定，一定，只要能让我好，让我干啥都行。还有就是我和人说话时，总是要反复确认。老师上课讲幻灯片时，别的同学拍一遍就行了，而我要拍七八遍，甚至更多遍才能停下来。问一句话，一定要问'是不是、对不对'。当然，在外面我不敢反复这样，我知道外面的人肯定不会让我一直这样问，更多时候是向家里人，向爸爸、妈妈、奶奶、外公、外婆一直问。"

我："嗯，你觉得不去问，不去求证的话，心里感到不安，不踏实，不舒服，是这样吗？"

他："对，对，对！"

我："嗯，我理解，还有吗？"

他："还有，我会给家里人定一个规则，就是以后不要把牙签或是带棱角的东西放在水杯的旁边，万一哪天这个东西跑到水杯里，万一谁用这个水杯喝水就会被呛死，我觉得这是很容易发生的危险，每天都会再三叮嘱家里人。

"还有，我会叮嘱家里人，以后出门都要自己带钥匙，回来自己开门，我在家里也是不会给他们开门的。他们向我保证了会带钥匙，但我还是不放心，让他们写在纸上，包括一些规则也都写在纸上，让他们完全按照规则一条一条去做，特别是不能让我开门。"

我："嗯，为什么不能让你开门呢？"

他："我是这样想的，万一我在写作业，或是在睡觉，或是在很投入地做一件事情时，那如果他们回来时叫我开门，我要是忘记给他们开门的话，怎么办？那万一我没听到，他们就会不断地敲门，一百次、一千次地敲，那不是要累死了！万一精神失常了，万一跳楼自杀了，万一搞恐怖袭击，万一行凶杀人了，万一死于非命，怎么办？头脑就开始控制不住地胡思乱想，心里非常焦虑，整天都是提心吊胆的。于是，我就让他们写在纸上，并且发誓，出门一定要带钥匙，每个人都要带钥匙。所以，千万不要指望让我开门。"

我："嗯，你是担心自己会发生某些不可预测的状况，而没有办法给他们开门，是这样吗？"

他："对，对！"

我："嗯，我能理解你的这种心情，还有哪些表现呢？"

他："还有很多，比如，听老人们说不能诽谤佛祖神灵，否则会有罪恶的。如果诽谤的话，就会遭到惩罚，遭到灭顶之灾，家破人亡，那就完了！所以自己就非常紧张，就害怕自己在写字、说话或想法上，有诽谤、不敬神灵的做法。自己就会反复地回想检查，写字时，有没有不小心写了诽谤的话；说话时，有没有不小心说了诽谤的话；想法上，有没有诽谤的话，搞得自己非常紧张，非常痛苦。"

我："嗯，我明白，之前也有学员和你一样有类似的这种强迫，我让他通过训练，就只是专注当下，不评判、不参与这种担心的想法，最后他克服了这种强迫。其实这只是念头而已，不代表什么，也没有好与坏，只是我们这种不安的心'抓住了不放手'，不断地纠缠，胡思乱想，以至于陷入无法自拔的强迫中。"

　　他："是的，老师，但我也试过'不评判、不参与'这种做法，森田疗法讲的'顺其自然'也是这个意思，但我做不到。现在这种诽谤佛祖的担心倒是减轻了一些，主要是现在有其他更严重的担心了！"

　　我："嗯，转移了。"

　　他："呵呵，对，对，我的担心总是会变。当出现一个更让我担心的东西时，之前的担心就好像被掩盖了，变得不那么重要了。"

　　我："对，这是强迫的一种表现。"

　　他："说起这个，我好像又开始要担心了，老师那你说，像我这种不由自主地产生对佛不敬的念头，会不会遭到惩罚啊？"

　　我："不要担心，佛和一切神灵代表的是爱、慈悲、宽容，是真理的化身，是来解救普罗大众痛苦的。另外，你所谓的不敬念头，其实也就是一种强迫的症状表现嘛！"

　　他："啊！那太好了，可算松口气了，谢谢你老师，感觉心踏实多了。"

结语：

念头本身不代表什么，更没有好坏对错之分，问题是我们对此所产生的喜好厌恶的"执着心"。一切的念头、想法皆是产生到消失的无常变化现象。当我们产生一种不好的想法或一种强迫思维时，只要保持平等心，持续地保持平等心，心就会渐渐地平静下来。

通过近一年时间的心理训练（主要方法：亦止法、观息法），这个学员的心态有了很好的改变，强迫症状基本消除。虽偶尔还会有强迫的念头出现，但不会影响到自己的正常生活和学习，他已经学会了保持平等心。

"洗不完"的医生

导读：

究竟是什么原因让一个人半年没出家门？不曾想，她却只因一些"莫须有"的恐惧不敢出门。老公和儿子无法理解，常人更是无法理解。对于自己的恐惧，胡君（化名）也常常认为不合理，但她总是迈不过心理上的那道坎，抵不住心中那个总是不安的感觉。

最初清洗从 5 分钟、10 分钟，到半个小时、1 个小时，直到筋疲力尽，甚至晕倒。清洗用品，从肥皂到洗手液，再到84消毒液，胡君的身体不知脱了多少层皮，裂了多少口子。身心俱瘁的她多次想过结束自己的生命，解脱痛苦，但每当想到可爱的儿子，想到年迈的父母，她还是苦苦挣扎着，期望有一天奇迹发生，噩梦醒来。

对她而言，生活中到处潜伏着细菌、病毒，稍不留神就会被感染。按理说，她应该有一定的常识，毕竟她还是一名医生。但似乎一切的理论常识都不管用了，而且，知道得越多，害怕就越多。不管做多少次的合理分析，面对心中那个不安的感觉总是会败下来，因为那个感觉总能够见招拆招。这就是强迫症，一种无法自控的感觉、想法、行为，不断的自我内耗。很多时候自己明明知道，但就是无法摆脱。

对话：

胡君："自从听到婆婆说公公在一个表姐家吃完饭回来之后，就一直咳嗽，半个月都没好，我就崩溃了，我无法控制自己不去想，'公公是不是染上了什么传染病之类的疾病，会不会传染给我，会不会传染给我的儿子和老公？'虽然我是医生，也觉得自己的担心很荒唐，但我就是无法控制自己。再后来，我的担心已经是无所不在了，见什么都会担心，都会不停地瞎想。有一次公公来我家吃饭，我心里特别痛苦，特别不想让他在我家吃饭，我倒不是心疼饭钱，说实话我也是很孝顺的人。"

我："嗯，你是担心你公公把你给传染了，是吗？"

胡君："哎呀，就是这样的李老师，您说得太对了，我就是担心公公把我给传染了，把我的儿子和老公都给传染了，但又不能不让公公在这吃饭，就感觉灾难马上就要发生了似的。当时整个吃饭的过程都不知道是怎么熬过来的，所有的注意力都在公公身上了，公公还一直在说：'别老看着我啊，你也吃啊。'他哪里知道，我在恐惧他啊！

"李老师您说我还吃什么啊，整个人完全都处在恐惧中了，不停地注意公公是怎么夹的菜，有没有在儿子和老公这边夹菜，有没有碰到儿子的筷子，儿子有没有在公公那边夹菜，老公有没有在公公那边夹菜……我都说不出当时的那种崩溃的感觉了，满脑子都是各种恐怖的想法。每一次公公夹菜，就好像菜里被放了毒一样，那种痛苦，就像一次又一次的用刀在我身上割。

"公公吃完饭走了后，我就把所有用过的餐具放在洗碗池里用洗涤灵不停地洗，可是怎么洗都觉得洗不干净，就怕病毒洗不掉。然后，我又用84消毒液泡洗，从下午一点多一直洗到四点多，控制不住地洗，越洗越不放心。然后又突然想到，自己怎么能把儿子和老公用过的碗筷和公公用过的碗筷混在一起洗呢。也许老公和儿子的碗筷没有染上病毒呢，这么混在一起洗不就彻底给染上了吗。于是，心里又开始极度地埋怨自己。"

我："我理解，这就是强迫的症状表现。"

胡君："洗到最后，我还是担心洗不干净，直接就把所有用过的碗筷都给扔了。李老师，我看过您的故事，知道您曾经也得过强迫症，也正是因您也经历过这种病，所以我才找的您。但我敢说您肯定没我的严重，我觉得我是最严重、最痛苦的。"

我："我理解你的心情，其实每一个找到我的强迫症学员都认为自己是最严重的，我曾经也是如此，虽然强迫症有轻重程度之分，但就强迫症所带来的痛苦来说，每一个人都是一样的。不管强迫是怎样的严重程度，强迫的心理表现是相似的，只要按照正确的方法去做，最后都是可以好起来的，所以，只要你坚定不移地照着正确的方法做，最后你一定会完全走出强迫的。"

胡君："真的能好吗？我现在感觉自己好像好不了。"

我："不用担心，这种感觉会改变的。"

胡君："从这次公公来我家吃饭之后，各种各样的担心就像被捅了的马蜂窝一样，乌泱乌泱的，到处都有。有一次我去超市买东西，正好看见公公推着购物车买东西，当时我就像被雷劈到一样，一下子就把手里的购物车推开了，脑子一下子就冒出很多担心，'我推的这个车，他是不是也摸过，病毒会不会沾在扶手上，我摸过这个扶手了，病毒会不会沾在我手上了……'其实理智上也觉得这种担心是多余的，但好像有一种感觉就是放不下，就是会有各种万一的担心，不断地在做安全分析，然后又不断地否定结论，就是这样翻来覆去地想。最后，干脆啥也不买了，直接跑出超市。

"本来想啥也不买了，直接回家，但想到孩子回家得吃饭呢，我就开车去别的超市。到了超市门口，我就进不去了，又想起了这事，就想这个超市公公是不是也来过，是不是也摸过购物车，卖的东西是不是也都被摸过。然后又想不太可能啊，这家超市离公公家挺远的，他不会坐这么远的车来这边的，接着立刻就又有一个想法，万一哪天这家超市搞促销活动，公公没准就过来了。就是这样一个又一个的担心不停地冒出来。"

我："嗯，理解，强迫症就是这样没完没了地骚扰你。"

胡君："是呀，就像狗皮膏药一样怎么撕都撕不掉，然后又想即使公公没来过，那其他有传染病的人来过，超市这种地方是什么人都会来的，又没有像过安检大门的那种健康筛查，说不定哪个有传染病的人就把什么细菌、病毒带到超市里了。想到有些病毒是会通过飞沫传播的，一想到这些，感觉心就要蹦出来了。"

结语：

自打胡君进行了亦止法和观息法的练习后，各种奇怪的问题也逐渐向我问的少了，因为她知道这都是她的强迫表现。处理这类问题的最好方式就是用平等心不断地接纳，做到顺其自然。

半年多以来，虽然也经历多次的"暴风雨"，但每一次经历过后，她都变得更有定力。最后一次的辅导中我们聊的还是强迫，与过去不同的是我们在分享心得，分享强迫带来的人生感悟。没错，她已经完全好了！

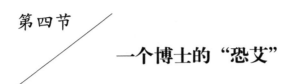

第四节

一个博士的"恐艾"

导读：

强迫症中有一种非常顽固的强迫，那就是艾滋病恐惧，行业简称"恐艾症"。在我的辅导案例中，这种症状的患者还真不少。

正常人会很纳闷："你恐惧个啥？你和艾滋病人接触了？你感染艾滋病了？"

这还真不是三两句话能说清楚的。从我接触的"恐艾"案例来说，案例中的他们并没有感染艾滋病，也没有事实证据证明他们与艾滋病病人及相关的人接触过，都只是自己的一种臆想。但对于"恐艾"强迫症的朋友来说，他们的恐惧是真真儿的。在他们看来，他们的恐惧不是空穴来风，是有理有据的。他们无法跳脱"万一"的逻辑怪圈，无法自控。

对话：

他（学员）："我目前的症状是恐惧艾滋病，恐惧得没边没样儿了，觉得到处都是艾滋病病毒。其实我学历也挺高的，可我心里就是别不过那个劲，身上有伤口了，要不停地去包扎。

"最讨厌的是，你可能都没有听说过，有一种治疗艾滋病的阻断药，就是说在你有可能感染艾滋病病毒的情况下，及时吃那个阻断药，就能阻断。阻断药按理说吃 8 天就足够了。我大约是从去年这个时候就开始吃了。去年有一次出差去外地，我住在一个有点偏僻的酒店里，晚上睡觉前，也不知道怎么想的，就在浴盆里洗了个澡。

"这一洗就坏了，回来之后，就开始反复担心，担心这个浴盆之前有艾滋病病人用过，有艾滋病病毒残留在浴盆上，然后经由皮肤毛孔进入我的体内……越担心，就越控制不住地在网上乱搜，然后搜到了阻断药。吃了这药就完了，停不下来了，就好像不吃这药就要得艾滋病了。其实，吃了也还是会担心，只不过吃了感觉有点安慰。"

我："嗯，我理解，不吃是万分担心，吃了是十分担心（半开玩笑）。"

他："呵呵，是的，您说得太对了。虽然吃了这种阻断药，但还是不放心。我就经常到医院去问医生，医生很明确地告诉我不可能感染的。有一个医生非常好，几乎把艾滋病的传播途径及性质都给我普及了，为的是让我放心。但最后我还是放不下心。

"我在想，这个医生会不会对艾滋病病毒还有不了解的地方，会不会存在一种变异的艾滋病病毒，即便没有性方面接触，但也会通过间接方式被感染，那万一我就染上了这种病毒呢？"

我："嗯。"

他："其实，我也知道自己的这种想法有点荒唐，但我就是控制不住地这么去想，似乎总有种感觉在提醒自己一切皆有可能。"

我："嗯，我明白那种感觉。"

他："我真是恨我当时怎么就要在那个浴盆泡个澡呢，不然哪有这些事。整个人天天就寻思着艾滋病，着魔了似的。"

我："嗯，不要再悔恨过去。洗澡只是一个诱发事件，只是一种表象，没有这个问题甲，还会出现另一个问题乙。我们强迫的心被压抑到极点的时候，就会从生活中的某些方面爆发，就像积涨的洪水总会从河堤的薄弱处撕开口子一样。回想一下你的过去，在某些方面是不是爱纠结，也容易敏感、多虑，或者说比较爱追求完美主义？"

他："嗯，我倒是一个比较爱乱想的人，也比较爱追求完美主义。但以前不会像现在这么控制不了地魔怔啊。"

我："是的，那是因为过去的负面积累还没有超出你的心理极限啊。"

他："我明白您的意思。其实理性上自己也知道不会染上艾滋病，但心里面总有一种'万一发生了，怎么办？'的感觉。就像您说的，一想到'一切皆有可能'就完了，就感觉像要发生了似的。后来严重的时候，就那个艾滋病阻断药我一天吃三次，正常来说，那药一天吃个一两次就行，我为了让药劲猛一点就搞个一天吃三次。吃得我呀，整天晕乎乎的，感觉大脑都迟钝了。

"本来有一小段时间，通过吃药和采取各种防护措施，感觉自己不那么担心了。但我为了万无一失，又跑到医院做了一次艾滋病检测。这一次检测直接让我崩溃了。李老师我跟您讲，恐艾期间，我到大大小小的医院也做了很多次检测，但这一次检测后，不知道为什么，感觉心里仅存的一点安全防线彻底崩塌了。

"做完检测后，我还没有走出医院，心里突然就产生了担心，刚才检测的时候有没有接触到护士？她身上会不会携带艾滋病病毒呢？哎呀，万一她身上携带病毒怎么办？万一正好把我给传染了呢。本来我可能都没有感染的，并且也都做了各种防护措施，结果因为做检测，被护士给传染了，这得多悲催啊。一切努力不都前功尽弃了。然后，各种担心、想象就停不下来了。"

我："是的，你看，强迫症多狡猾。"

他："是啊，跟真的似的。因为是传染病病房的护士嘛，所以，我想她们会接触到各类传染病病人，也一定会有艾滋病患者。没准，在某种情况下，护士也被艾滋病病人传染了。检测回来的第二天我就彻底不行了，感觉整个世界都变了，围着这个房间的到处都是病毒，门都不敢开了，房间内的东西都不敢碰，吓得要死。感觉人都没有理智了，穿很多层衣服，把自己捂得严严实实的，感觉这样能抵挡一些病毒似的。

"后来慢慢恢复些理智了，就逼自己干活，转移自己的注意力，结果，总是不小心地不是把手划破了，就是把哪里磕破了，然后就不停地消毒、包扎。担心病毒从伤口进入，继续吃阻断药，就这样没完没了。"

结语：

很多强迫症患者认为，"我消除这个担心了，我想清这个问题了，我解决了这个问题，我确定了……我就好了。"但最后他们不断陷入这种模式中，不断在一个又一个的问题上强迫。他们不清楚这些看上去的问题，往往只是强迫心理释放的一个烟雾弹而已。真正的问题不是来源于外在，而是来自他们这颗不安的心。

第五节

绕不过处女
情结的男子汉

导读：

有相当多患有抑郁症、强迫症等心理疾病的患者，很多时候不知道自己患了病。其中一个主要的原因是，人们对抑郁症、强迫症等心理疾病的误解及偏见，造成了求治的障碍。

而对于求治的一部分患者来说，有的已经到了比较严重的程度，到了非治不可的地步。这不仅增加了治疗难度，也大大延长了病情康复的时间。试想，如果人们对心理疾病的认识能像对身体疾病的认识一样，并积极求治的话，那么，很多时候都是能得到及时有效的治疗的。

还有一个奇怪的现象是，抑郁症似乎已经成为心理疾病的总称，导致强迫症、焦虑症或是其他心理问题都被抑郁症一竿子打倒了。对症状的混淆和模糊，往往也使得各种心理疾病难以得到正确的治疗。

当然，这一切都在变得越来越好，社会正在高度关注心理健康，相信人们会越来越能正面看待心理问题。

对话：

他（学员）："我的问题就是强迫，在上高中时就有了，那时主要就是怕自己吃亏，就是停不下来地想自己如何不吃亏……"

我："嗯。"

他："后来我意识到自己不对劲了，找了一个北京的心理老师，做了一段时间辅导，再加上自己把注意力都用在学习上，慢慢地，也就不那么强迫了。"

我："嗯，专注做当下该做的事，这就是最好的疗愈。那后来呢？"

他："后来就是，我处了个对象，就又强迫了，心里怎么也过不去那个坎了。"

我："嗯，什么坎呢？"

他："我就是老控制不住地想，我找的对象是不是处女。"

我："嗯。"

他："如果她不是处女，那我娶了她，我不就太吃亏了。我绝对接受不了我的老婆，在嫁给我之前不是处女这个现实。李老师，其实我也不是小心眼，也不是思想传统的人，我也知道道德品质好坏和是不是处女没有关系，但这个事情换到别人身上是这个理儿，但真要是摊在我身上了，我就感觉无法接受。"

我："嗯，我理解，真理往往只在别人身上管用。"

他："呵呵，是，是，我就是这样。其实，道理我也都懂，我也在反复开导自己，但就是放不下。然后就是越开导，越强迫。 我也总这样去劝自己，'这也没什么，是

不是处女不重要，和她是不是好女人没有关系，只要她心地善良，是真心爱我，这才是最重要的。'

"然后，另一个思维马上就说：那你多吃亏啊，找个老婆不是处女，而且你还是一个处男，让她占个大便宜，你说你做个大男人多失败啊。即便你以后非常成功又有什么意义，这会是你人生一个抹不去的污点。不行，她要不是处女了，你也不能把'处男'给她……

"这时候各种思维就开始不断'打架'：

不行，你不能做一个随便的人，你要把'处男'留给自己的老婆。

留给她，你多亏啊，她都不是处女了。

她不是处女是她的问题，但你去随便找人，那你就是有品质问题了。

哎呀，那她是不是一个随便的人呢？不是处女，又是一个随便的人，那你以后得戴多少绿帽啊！

"李老师你知道吗，在那种强迫下，就感觉这一切就是真的，就要变成现实似的。"

我："是，我明白那种感觉。就像当初我强迫时，感觉自己就要失控了，就要去强奸课堂上的女老师，就要脱光自己的衣服满街跑……那种感觉很强烈，很真实。虽然我们表现的方面不一样，但那种纠结、强迫的感觉是一样的。"

他："是，我看过您写的自我患病经历，我特别能体会您当时的那种心情，就和我是同样的感觉。有时候强迫好长时间，能意识到自己在胡思乱想，然后，就想方设法地转移注意力，有时会好点，但有时不行，搞得自己非常痛苦。感觉自己，就是不能想这个事情，稍微一想就不行了，但又控制不住，总感觉心理不安，想确定清楚这个事情。

"思想不断地发生冲突，一会儿是'你太小心眼了，太狭隘了，你怎么能这么看她呢，这一切都是你的瞎想'。一会儿又是'万一她就不是处女了呢'。李老师，其实从内心感觉讲，我知道她是个好女孩，可就是要想，你说气人不气人。"

我："嗯，我明白这种强迫心理。"

他："强迫严重的时候，一天天的啥也干不了，就翻来覆去地想，越想越难受，越难受越要去想。"

我："是。"

他："有一次，我跟我女朋友在车里亲热，她说她是我的人了。我就开句玩笑说：'你不是我的人。'接着就说到处女这个问题上了，我说现在很多人已经不在乎这个了，但我很在乎。结果她也开玩笑说：'我以前和别人有过。'当时没觉得怎样，知道她是开玩笑。

"但是送她回家之后，我就不行了，脑子里不断地出现她说的'我以前和别人有过。'这句话，然后又会想到各种她和别的男人性交的画面，非常痛苦。我也能意识到这是自己又在强迫了，但这种想法就是挥之不去，想到她说的话和那种画面，如果是真的呢？感觉打死也接受不了，那样的话，自己的一切都变得没有意义了。

"然后就又一股脑地冒出很多念头：

不行，去找小姐，你还守身如玉干啥，装纯吗?

不不，万一，她是处女呢，那不是冤枉她了。结果你不是处男了，那多对不起她啊。

你说的只是万一，你要用万分之一的可能，去赌她是处女吗？赌博也没这种赌法啊。

混蛋，这么严肃的事情，你怎么能和赌博扯在一起呢？

难道你这不是赌吗？九千九百九十九的可能你不想，非要去想那个万分之一。

等等，你好像犯了逻辑错误，你开始的假设是，她万一不是处女了，而现在怎么变成万一她是处女了呢。你这是把九千九百九十九变成万一，把万一变成九千九百九十九了？

"我直接崩溃了，我被强迫给玩死了，李老师。分不清哪个是我，哪个是强迫，哪个是真的，哪个是假的了。"

我："嗯，我明白。强迫症的确很顽固，有时像个哲学家，非常狡猾。当我们陷入疯狂的强迫时，到底哪个是对，哪个是错，哪个是真，哪个是假，是我，还是强迫，我们还真是傻傻分不清。但是，当你掌握了强迫的'七寸'，想要摆平它，也并非难事。只要我们对一切的想法、感受，就只是保持观察，客观地观察，不再纠缠、评判，如此持续，强迫就会慢慢消失，心就会平静，变得清晰。

强迫的表现无所不有，任何一种情况都可能变成强迫。这种执着的心，关注什么，在意什么，就有可能变成一种强迫。"

结语：

经过长期的学习和心理训练，最后他走出了强迫，摆脱了他那"神圣"的处女情结，他知道这只是他强迫心理的一种表现。

记得最后一次通话时，他说："李老师，我之前特别在意处女这个问题，这也是我过去老害怕自己吃亏心理的一种表现。"

如果跟强迫理论或者试图说服当前的这个想法，你只会被强迫"拍在沙滩上"。而在强迫的笼罩下，上演着的情形是那么逼真。唯有不断地保持平等心，安住当下，才能不再继续陷进去，才能分清"强迫"与"现实"，才能"拨开云雾，重见天日"。

我和颈椎病"杠"上了

导读：

强迫症的诡异及顽固，就在于它总是会表现在一些，在强迫症朋友看来具有现实性或具有预见性的灾难上面，比如，对疾病的担忧。

对话：

他（学员）："我突然怕这世界上的一切东西，感到自己好像被深深的束缚在一个圈子里动弹不得，举步维艰，感觉自己罪孽深重，身上背负了太多太多的东西，感到亏欠了父母和其他亲人太多太多……"

我："嗯，慢慢讲。"

他："我每天纠结、矛盾，对死亡充满了无尽的恐惧，每天担心亲人、亲戚、朋友等会死亡。听到某人死亡的消息更是吓得浑身发抖，万分恐惧，不敢面对一切。总是开心不起来，无法做到活在当下，每天脑子里不是过往的痛苦回忆，就是对未来无尽的担心。

"迷失了自我，迷失了方向，不知道该怎么生活，不知道自己想要什么，不知道自己下一步该往哪里走。每天脑子里乱成一锅粥，情绪变化无常，脑子里时而都是过去的事，让我悲伤不已，以泪洗面；时而为过去所做的事深深自责，痛苦不堪。无尽的恐惧和担心，胸闷、心悸、胃难受，慢慢地，我对一切似乎失去了兴趣，甚至没有了活下去的勇气。"

我："嗯，这种情况是从什么时候开始的呢？"

他："2014年的时候，有一天我莫名其妙地头晕，难受不堪，直到有几日清晨睡醒时感觉脖子僵硬、转头困难，转头时还伴随咔咔的清脆响声，我感到有些恐怖。我意识到我的脖子可能出现了问题，自此以后，我就开始关注我的脖子了。

"我在网上查阅相关资料和治疗方法，反复分析自己是如何得上颈椎病的。经过分析，一是从西医角度来讲，这个病与我本身的工作和我个人的坏习惯有很大关系，因为我长期趴在电脑前码文字又不注意坐姿，睡觉枕头过高。二是从中医角度来讲，肾主骨，可能与我长时间熬夜，过度脑力劳动，长期跟随领导和朋友、同学喝啤酒，导致肾虚有关。"

我："平常人总觉得患强迫症的人就是捕风捉影，毫无依据的胡思乱想，没有理性。其实还真不完全是这样，关于不安，他们能给你举出很多例子。我常想如果强迫症者参加辩论大赛，没准就是'天才辩手'。"

他："我在当地医院拍了 X 光片，显示颈椎生理曲度变直，记得当时拿到片子后想，才三十来岁的我得上了中老年人才容易得的病，心情有些失落。有一天在电视上看到一个卖颈椎枕的广告，就拨打电话购买，心想以前喜欢睡高枕头，现在换个枕头可能就会慢慢好起来。可是没想到，连续枕了几次那个枕头后，脖子的响声更大了，早晨起来头晕脖子僵硬让我更加难受。但是，我还是抱着一丝希望。"

我："嗯，我理解。"

他："后来我在网上一查，和颈椎病的症状都对得上号，感觉这恼人的病怎么就偏偏得在我的身上，心情糟糕透了。但有病就得治病，我抱着有病治病的态度，一边做朋友建议的颈椎操，一边在网上搜各路专家和颈椎病患者关于颈椎病治愈的方法。

"从那时起，我有空就在网上查看关于颈椎病的相关知识，查看各路专家的建议，自己几乎对颈椎病知识了解得相当全面。自己注意颈椎病不说，还提醒朋友防范颈椎病，用朋友的话说，我都成了'半个专家'。感觉自己的生活除了颈椎病就是颈椎病，没别的了。"

我："没错啊，专家就是这么练成的！"

他："哈哈，我可不想练成这样的专家，太受罪了。"

我："我明白。"

他："就是特别担心颈椎病，一天到晚研究，后来又忍不住到市医院去检查。检查结果是颈椎生理曲度变直，椎间盘个别地方膨出，我当时脑子懵了一下，问了骨科大夫，记得那个年轻的大夫说没事，回去注意就是了。

"坐在车上，一路心情时好时坏，好的是椎间盘是膨出，不是突出，坏的是颈椎生理曲度变直了，三十来岁的小伙子得上了中老年人得的病。回到家后，我心想，我的人生不能被颈椎病给毁了。我就开始了各种治疗，像中药热敷、针灸、牵引，还有电脑中频理疗、医师推拿按摩，尝试了各种方法。心里跟着了魔似的，一边做各种治疗，一边又不断地上网查询更好的办法。"

我："嗯，我了解，在那种情况下，我们往往已经无法自拔了。"

他："是的，整个人每天都特别紧张。本来我对颈椎病还没有到非常担心的程度，但自从到网上不断去了解相关的知识后，就变得越来越害怕了，控制不住地去对号入座。还怪了去了，偏偏还去对照那些极端不好的情况，你说气不气人！"

我："嗯，非常气人。"

他："特别是有一次看到网上一个说法 —— 颈椎病如果不及时治疗可能会造成瘫痪，吓得我腿都软了。你说，颈椎病还没让我瘫痪呢，却先把我给被吓瘫了。"

我："是啊，心理的作用很强大，疾病往往不可怕，可怕的是我们心里的恐惧。"

结语：

对于像担忧疾病、疑病性这类问题的表现来说，重点问题已不是判断或治好这个病，而是这种反复担忧、纠缠、检验等强迫的心理。如果这种不安、强迫的心不改变，就总会处在对这个病或那个病的恐惧中无法自拔。

我会不会得狂犬病？

导读：

说到强迫症，你会想到什么？反复检查门窗、水龙头、燃气阀门？反复清洗、不停思考、循规蹈矩？你也许还会想到很多的强迫现象，但你所了解的往往只是一些典型的、常见的表现。

强迫症的表现可谓无所不有，千奇百怪，任何一种情况、现象都有可能引发或造成强迫。就像下面这位学员的强迫，很可能令你难以想象，但强迫症就是这样，你不能以一种单纯的、理性的，或正常的思维去看待强迫的症状。因为绝大多数的强迫症患者并不缺少我们通常所认为的那种理性思维和大道理，我们主要是要看到强迫症患者在强迫下的那种不安的心理和情绪。

学员自述：

我的心理障碍是由于我非常恐惧狂犬病而引起的。那还是在我小时候，以现在的经历看，那时应该就有比较轻微的恐惧、多虑和强迫的症状。记得在十几岁的时候，我看了一部电影叫《神秘的大佛》，那上面一个蒙面人的吓人状和他用刀挖掉老和尚眼睛的残忍状，使我看过电影后害怕了一段时间。那段时间里我恐惧、害怕，晚上怕一个人待着，想和比较多的人待在一起。同时还惧怕庙里的菩萨。随着时间流逝和自身阅历的增加，这种害怕、恐惧才慢慢减轻，直至消失。

在我上高中时，有一次我放假从县城回到家里，遇到一个邻居狂犬病发作。听别人说那人是在一个人家里做木工时被那家人养的一条小狗咬伤了脚，当时他没在意，一段时间后就染上了狂犬病。那人发病后几天就死去了，他发病时的那种癫狂和恐惧状，我只是听人描述过，未亲眼见过，只是听过一次那人发病时夜间在田野里狂奔乱叫的声音。记得那时是冬天，我的父母都紧闭房门，不让人出去。那件事后，当时我没有产生对狂犬病的恐惧感，只是跟平常人一样有正常的害怕感觉，也有可能自那时起我心里就埋下了对狂犬病特别恐惧的根源，也有可能有其他原因。

我参加工作几年以后，不知什么原因，对狂犬病的恐惧心理就逐渐表现出来。有一天晚上睡觉，在梦中我梦到自己似乎被狗咬了，第二天醒来，总是想梦中似乎被狗咬的事，想了大概几天后，我便强制自己去防疫站打了狂犬病疫苗的预防针。从那时起，我逐渐在心理上加重了对狂犬病的恐惧感，一年比一年严重，到现在为止，已持续了大约有 10 年的时间了，特别是最近这两年，我心理上那种对狂犬病的恐惧感更严重了。

记得大概是在 8 年前吧，我住的地方不远处有一座大卧佛的庙宇，一次与人去玩，便学人家那样给佛上了香，在点香时有炷香没有完全点燃，我离开时发现这炷香熄灭了没有烧完，便疑心佛会怪我，会不保佑我，甚至会害我。我于是便连续几天到那里给佛烧香，每次都要买门票，我又心疼钱，每次烧香后我都不满意，想去但又不想去，可不去又觉得佛不满意。如此痛苦地折腾了大约10天时间才算完结。

现在我看到狗就怕，甚至看到画上的狗也有一种恐惧感，家里有一条小狗图案的毛巾我都不想用，我现在可以说是"谈狗色变"。在街上，如果遇到狗，我总是远远地躲着绕道走。有时在街上，如果一条狗从我身后经过，走到我前面我才看到，我便怀疑这狗碰到了我，于是便担忧，回到家以后，马上把衣服换掉。如果狗从我身后经过走到我前面时我才看到，一会儿后，我如果发现脚上或腿上有一丁点的破皮，便疑心与刚才经过我身边的狗有关，总是担忧、害怕，于是便到防疫站骗医生说自己被狗咬而打了预防针。

我这种害怕甚至牵扯到人，我口腔溃疡时不敢与人聚餐，怕同桌的人中有人被狗咬过，或是有人家里养有狗，或是有人带有狂犬病毒。有时与人聚餐，吃有骨头的菜时，嘴被骨头硌痛了，便怀疑口腔被弄破，于是又担忧和害怕起来。经过一段时间的痛苦挣扎后，又去骗医生说被狗咬而要打狂犬病的预防针。如此这些我所认为的危险情况，在平时又常遇到，于是经常去打狂犬病疫苗的预防针。在近十年的时间里，具体打了多少次，已记不清了，反正打了很多次。打针时又心疼钱，但又总想打，同时我还怕去打狂犬病预防针的地方，因为觉得那里经常有真正被狗咬的人出入，所以每次都在害怕、恐惧和心疼钱的复杂心理中打完了针。

现在防疫站的医生都认得我，都认为我打针太多了，都不愿给我开单了，于是有几次我便跑到其他离得较远的防疫站去打针。现在我怕到养狗的人家里去，怕和家里养狗的人在一起。我对面邻居家里养狗，每天早晨上班开楼下公共门时，我都要拿一张纸把门把手盖住，因为我怕邻居家的人走在我前面刚摸过门把手。

我怕与人聚餐。别人用手指沾了嘴唇后翻过的书、资料，我怕碰到，不得已碰了，我便立即清洗。我还怕其他的动物，我认为几乎所有的动物都与狂犬病有关。我不敢吃狗肉。在街上，如果楼上人家有水滴到我身上，我便疑心这人家里养狗，那水含有狂犬病病毒。东西掉地上了，我也怕，怕这地方有狗走过，更怕狗的唾液掉到过这地方。与人谈话时，总怕别人说话时的唾沫飞到我身上，特别怕飞到我的皮肤上，如果飞到我身上有伤口的地方，我就更害怕了。

我怕到公共场所，怕碰到别人，怕别人碰到我，总怀疑别人家里养狗。在单位，家里养有狗的同事我是不让他碰我的，他摸过的东西我也是不敢碰的。我所认为的这些危险情况，经常发生，每次都很痛苦、恐惧，整日整夜地想，根本睡不好。实在坚持不下去了，便又去打预防针。

这种对狂犬病的惧怕心理，还会让我想到家里人，特别是家里的孩子，他们如果遇到我认为的那些所谓危险情况时，我也是一阵担忧。由于我长时间带着这种恐惧、担忧的心理生活，我睡眠很不好，感觉全身机能下降，经常头痛，全身酸痛，颈肩背痛，消化功能也很差，头发也白了不少。我曾到医院做了很多项检查，未发现问题，糊里糊涂地吃了很多药。

每晚睡觉前，我总是反复地检查家里的煤气开关是否关好，明明是关好的，还要去关一下。回到家里，每摸到从外面带回家里的东西就去洗一下手，总怕手上沾了不干净的东西。在生活和工作中，总想事事追求完美，我还总疑心别人对我不好，工作中如果有一点儿小失误，总担心领导会怪罪。

结语：

记得一个康复了的强迫症学员在最后一次辅导中这样说："苦难是上帝给我们的一种被伪装了的祝福，是对我们的整个世界观的一次修补，让我们更加明白生命的意义，更加珍惜人生的过程。但这一切需要我们去接受磨练，如此，我们才能更好地笑对人生的点点滴滴！"

经过近一年的亦止法和观息法的练习，这个学员摆脱了对狂犬病的恐惧、强迫，整个人的思想观念获得了很好的改变。用他的话说，"现在的我和过去的我已经判若两人了，没想到这种恐惧、强迫消除的过程，就是我人生思想的转变过程。"

第八节

没完没了地检查，
反复不断地确认

导读：

反复地检查、确认、思考、判断……这一类的重复性行为和思维，在强迫症中是最为常见的表现。很多时候，强迫症朋友认为，问题排除了，想清了或解决了，就没有问题了，心就踏实了，但这一切往往都是一种强迫的"诱惑"。虽然，有时这样的做法在当时获得了一定的疏解。但从整体情况来看，强迫的模式并没有改变，强迫的症状反而在日后的生活中会变得更加严重。

学员自述：

如果把人比喻为一台电脑的话，那么，我的眼睛就像是个搜索器，而大脑就是个处理器。因为敏感，搜索的范围就广，眼睛关注过度，结果大脑这个处理器得不出结论，就会出现各种不确定性。每天从早上醒来到晚上睡着，极其简单的生活琐事对我来说也难到了极点。

我对一切都会产生质疑、强迫，吃饭时不仅要反复换碗，换筷子，还要反复调整坐姿，一旦坐好了后，整个吃饭的过程，身体就基本保持不动，怕身体乱动对消化不好。

对吃的东西会反复地想能不能吃。比如，吃的东西在菜市场里有没有老鼠爬过，万一有鼠疫怎么办？饭菜搭配不当，吃下去会不会中毒？有时甚至对陪伴我的父母都会产生一种强迫性思想，这是我的爸爸吗？这是我的妈妈吗？虽然我理智上清楚他们就是我的父母，但就是无法控制这种思想，非常痛苦。有一段时间，为了避免吃饭这个过程所产生的强迫，我每天只吃一顿饭。

我不管在哪里，在干什么都会产生强迫。出去旅游时，怕地震塌方，穿凉鞋怕被狗咬，买菜买水果又担心有农药，吃了有"疤"的土豆怕中毒。在公共场所，身体经过之处，不能接触到任何物品，担心染上细菌，要反复确认安全距离，有没有碰到东西，有没有在自己不注意时碰到东西，搞得自己非常的紧张和痛苦。

在家里总是会反复确认和检查，水龙头有没有关好，燃气阀门有没有关好。出门总是怀疑自己没锁好门，有时即便走出来很远也要跑回去确认。诸如以上的情况还有太多太多，我还会不停地想象各种可怕场景，就像放电影一样。

很长时间以来，我的生活是每天除去睡觉的时间，其他的时间都用在打游戏上，感觉游戏可以暂时让我忘掉痛苦。我可以不刷牙、不洗脸、不洗头，觉得干这些琐事会造成很多的强迫，大量的时间都被强迫占据了，所以干脆就不做这些琐事了，耽误时间。还有最痛苦的是上厕所，需要花很长时间，担心各种细菌、脏东西碰到自己。

167

生活上也有很多教条化、程序化的表现。衣服必须放在一个位置。盖的被子不是两头的吗，但我必须永远用一头，而且睡觉的时候，永远是在右边，感觉心理平衡一点。很少在左边睡觉，或者是平躺，感觉左边睡觉肯定会有不好的事情发生。而且睡觉之前，衣服必须摆好了，被子睡觉前是怎样醒来还要是那样，于是，一宿都不敢动。

结语：

强迫的某些行为，在日常生活中你我的身上，都可能出现过，如检查门锁、看看天然气开关、反复地洗……所谓的"强迫问题"是非常普遍的，每个人在生活中都可能会遇到，也不排除多次出现的情况。

但如果类似的这些表现会耗费我们大量时间，会给我们的生活或工作带来很大的烦恼，那就是一种强迫的症状表现了，就需要引起重视，并积极地调整，以避免发展到严重的程度。

第九节

咽不完的口水

导读：

有一种痛苦叫"咽不完的口水"，这就是口水强迫症。什么是口水强迫症？简单来说，就是表现在有关口水吞咽方面的强迫，一种对此出现的厌恶、排斥、控制等心理抗争。

学员自述：

我是一个很容易焦虑的人，睡眠也一直不太好。之前也吃过一些抗焦虑、助睡眠的药，有一些改善，但始终感觉没去根似的。

有一天晚上，我想我睡眠现在挺好的了，睡眠应该没什么问题了。但好像潜意识里总还是会去分析这些东西，突然我就想起一个事儿，就是在好多年前不知道是消化系统不舒服还是怎么样，口水特别多，吐也吐不干净，一晚上都不舒服，导致那天晚上严重失眠。接着产生了一个想法：口水多、吐唾沫，会不会又成为我失眠的一个原因。一想到这个，突然间这个障碍就来了，那天晚上就总觉得有口水，总觉得吐不完，其实本来没什么问题，只是心理造成的，我自己也知道，但就是摆脱不了。那天晚上我一直到三点多才睡，睡到第二天早上八点多，睡眠还比较好，焦虑也还不严重。但第二天晚上就不行了，到四点多就睡不着了，后来吃了安眠药才睡的，这个事儿一直在我心里面困扰着我。

我一直在想方设法调整自己，经常在网上查找相关的信息。其实网上有很多信息不该我看的。我去大学进修的时候，学的是教育心理学，也学到过一些心理知

识，比如，强迫症、焦虑症、抑郁症等。虽然没有深入
学过，但是大概情况我都了解。后来，我在网上发现有
一个词语叫"口水强迫症"，这一下子就成了我的困扰，
我变得特别关注吐唾沫这个事儿，仿佛成了挥之不去的
阴影。

我总是有意无意地去关注自己咽口水的次数正常不正
常，尤其在和别人说话时特别关注自己有没有频繁地咽口
水，怕被别人看出来，就总是会去控制自己。但是，越控
制，吞咽的动作好像就越明显，搞得自己很紧张，严重的
时候连话都没办法正常说了。现在我见人都会有恐惧感，
想到每天上班都是一种煎熬，和同事也不能说话。一说话
就怕自己会频繁咽口水，再一紧张连说话都变得吞吞吐
吐的。

我也查过资料，说每天人正常的时候两分钟会咽一次
口水，这对人也没什么影响。后来我又在网上看到，有人
说"口水强迫症"是最痛苦的一种强迫症，得了这个病一
辈子都完了，这可把我给吓坏了。

结语：

有很多强迫症朋友，起初的强迫症状并没有那么严重，遗憾的是，在网上和各种资料上不断查找、对照、贴标签，自己吓自己，结果，他们的强迫也变得越来越多，越来越严重，陷入恶性循环。

所以，想要走出强迫症，最重要的一点是，要懂得维护内心的清净，回避或减少对有关强迫症的关注，减少与仍处在强迫中的病友探讨强迫。如此，我们就能少走弯路，就能更快、更好地走出强迫。

第四章

好了，我们都好了

——我们同病相怜

无论经历怎样的痛苦，生命本身都在忠诚地为我们寻找解脱的出路，都在帮助我们把负面积累转为正向和光明。

第一节

我是这样战胜强迫症的

一个意外

我从事心理咨询这个事业是个意外，是打死都想不到的事情。如果不是因为自己得了强迫、抑郁，我想，我对心理咨询的认识没准还停留在"没事找抽"的无知上。在这之前，我根本不知道什么是抑郁症，什么是强迫症……就知道个精神病！得了这个"病"后，我到处寻医问药，有的医生说我是抑郁症，有的医生说是强迫症，最后的医生说我是抑郁加强迫。

其实抑郁、焦虑、强迫、恐惧往往都不是单纯的"个体户"的存在，都是抱团而来的，一般来说，区别只是突出的症状表现不同而已。从广泛意义上来说，人的情绪就是一环扣一环相互作用的，都是交织相伴的。

陷入困境，寻找出路

高考后，我在家度过了一段相对轻松的日子。和所有年轻人一样，我喜欢躺在床上想象未来，规划人生，有时候一想就是大半夜。可没想到这种对未来美好的憧憬演变成我强迫、抑郁的导火索。当我沉溺于这种憧憬中时，突然一天，我陷入了莫名的恐慌中，对周围的人或物都感到极其的恐惧与不安。世界对我来说到处都充满了危险，人人都是可怕的，任何细微的变化都会给我带来不安，我不知道自己为什么满脑子的念头都和恐惧联系在一起。

一天晚上，我通宵未眠，整晚都在恐惧与不安中度过。错综复杂的恐惧和绝望像魔咒般紧紧纠缠着我，一方面觉得自己在钻牛角尖，认为一切其实都会自然而然地过去；另一方面又偏偏放不下这些念头，感觉一天不消除这些恐惧的念头，就一天也睡不好，心里没着没落的。

正是这些冲突和怪异的想法，驱使我在以后的日子里每天都试图排除这些恐惧，可越斗争，恐惧和不安就越强烈。随之而来的是身体上的不适，我经常头痛难忍、胸口发闷，恐惧、焦虑的思想让我无法平静，屋子里的好多东西都成了我发泄愤怒的牺牲品。我还用头去撞墙，试图用外力带来的身体痛苦，取代内心焦躁的感受。家人的不理解也更加剧我内心的痛苦，我整天陷入深深的恐惧与绝望中。

8 月份，我接到重庆一所大学的录取通知书，然而我没有一丝的喜悦。我感到更加害怕：离家千里之外又没有亲戚和朋友，以我现在的状况能否把大学读下来都是个问题。面对亲朋好友的美言赞赏，我头脑里蹦出的竟都是些古怪、恐怖的念头，这些令我感到极度的恐惧。担心自己会在路上疯掉，担心火车万一脱轨了怎么办，会不会遇到抢匪，等等，各种不着边的恐惧念头，一个接一个地冒出来，这些画面在我脑子里翻江倒海，就像真的要发生一样。虽然理智告诉自己这些是不可能发生的，然而有种感觉似乎又在提醒自己：这个世界上任何事情都是有可能发生的。我的内心简直绝望极了。

在强烈的恐惧和挣扎中，我硬是咬着牙坚持去了北京，并找到朋友推荐的一家精神科医院。当时，高额的心理咨询费和医药费简直出乎我的意料，但我想只要能治好自己，哪怕学费都花光了，我也豁出去了。可没想到的是，心理医生对我讲的都是大道理，丝毫没有减轻我的痛苦，我心想：大道理我都懂，但我就是做不到。内心反而感到像没有出路了。

背着厚厚的行囊，手里拎着一袋子药，我浑浑噩噩地到了重庆。一出火车站，感觉自己完全像到了另外一个世界，高山林立的地形和闷热的天气让我无法适应。语言交流的障碍，再加上当时焦躁的心情，我简直欲哭无泪。

大学的生活是那么的悠闲、恬静，而我显然不能融入这个环境，整个人好像活在真空的世界里，一切变得都不真实，感觉自己就像个木头。一个多月下来，我的情况比以前更糟了，复杂的情绪且不说，躯体的不适与日俱增，视力变得越来越模糊，心跳莫名加快，胸口像压了一块石头，难以呼吸，对食物也完全没有胃口。最要命的是，我整晚整晚都无法入睡。恐惧的思想就像我的呼吸一样一直伴随着我，即便睡着了感觉也像醒着，我处在一种极度的不安中，无边无尽的痛苦折磨着我，让我痛不欲生。寝室的同学见我一副消沉的样子，经常开导我，可他们无法理解我内心的痛苦。

在大学的几年里，我从未停止过求医，我先后去过北京、上海、哈尔滨等大城市，几乎访遍我了解到的有名的心理医院和心理咨询中心。当时我的症状已经不仅仅是强迫、抑郁了，还伴有明显的恐惧、焦虑等症状，用专业的话说，症状已经全面泛化。

我到底是抑郁症还是强迫症？这在当时也给我造成了巨大的困惑。很多心理医生诊断我为抑郁症，但也有医生诊断为强迫症，导致我一度都不知道该相信谁的话。我想："我的症状看来是太严重了，连医生都无法定性。"当时，我对治好这个病已经完全丧失信心。其实从现在的专业角度来说，抑郁症、强迫症、焦虑症、恐惧症等都是神经症的一种表现，本质上是相近的。没有哪一个症状是单独的、纯粹的，都是相伴、交织或者说复合型的存在，所谓不同，只是说表现的主体症状不同而已。

在我发病之前，我并不知道什么是强迫症、抑郁症等心理疾病，正是这些可怕的症状让我开始一边了解心理学，一边和强迫、抑郁做斗争。我知道，很多人和我一样因为内心痛苦，才开始了解相关的一些心理疾病知识。

强迫症和抑郁症在神经症和心理疾病中都是非常顽固的，且治愈难度大。自从我被诊断为重度强迫、抑郁后，就感觉自己是一个精神病人了，感觉自己这辈子算是完蛋了。

记得当时印象最深的一次是，同学陪我去重庆歌乐山精神病院，我在门诊大厅里看到一名护士，正在陪一个穿着病号服的精神病人做检查。这个病人斜着眼看着我，还不时向我傻笑挤眼，趁护士不注意蹑手蹑脚地凑过来对我说："你跑不了了，红卫兵小将已经把这里包围了。"当时我完全被吓呆了、惊呆了，感觉自己完全不行了，害怕自己也会变成这个样子，恐惧的想法一直笼罩着我，当晚满脑子都是那个病人和我说话的情景，越害怕越想，越想越害怕，生怕自己会变成他那样。后来，我听到或看到有关精神、疯子、分裂等字眼都会想到精神病，而且会想自己会不会变成疯子，感觉脑袋都要炸开了。

我曾多次想到过死，也曾写过遗书，想给自己的痛苦做个了断。记得有一次我站在学校寝室的天台上，只要一抬腿，人就会坠下去，当时，如果不是同学及时出现，我可能早已不在人世。我一次次地劝说自己打消这个念头，可持续的失眠，以及对生活的极度恐慌每分每秒都在侵袭着我。那时的我认为，死对于我来说就是一种解脱。

闭上眼是无法摆脱的持续失眠和恐惧，睁开眼又感觉自己很无力，无论什么样的人，包括路边的小贩、民工或是环卫工人，我都认为他们比自己强。感觉自己没有任何价值，生活没有任何快乐可言，心中没有一丝温暖，前途也更没有任何希望。

长期的恐惧使我变得更加敏感、多疑，经常会因别人不经意的一句话、一个眼神或一个小动作而胡思乱想。

记得大二元旦的时候，同学们去重庆平顶山公园看烟花，有个同学开了句玩笑："这么多人，要扔颗炸弹会是什么样？"大家都被这玩笑逗笑了，而我当时真被吓死了，冒了一身的冷汗，整个人完全处在紧绷、颤抖的状态，看看周围陌生的面孔，感觉都有可能是恐怖分子。

恐惧的感觉无处不在。上课时，担心顶棚的风扇会掉下来削掉同学的脑袋；听说谁有钱了，担心他会被坏人陷害算计；躺在床上，担心上铺塌下来砸死自己；看到别人用水果刀削苹果，担心自己失去理智夺过水果刀去杀人；听到有人提起精神病，担心自己会变成个精神病人；等等。可以说，没有我想不到的恐惧。整个人变得极度紧张，感觉自己如同困兽，四处走动，想做点什么却不知道该做什么。

有时，逃出去的想法非常强烈，但是对逃到哪里去、去做什么，我又是一片茫然。生活对我来说变得异常黑暗，毫无快乐可言。即便有快乐，对我来说也是一种恐惧，因为快乐会使我联想到"乐极生悲"。我发现自己无法集中精力去做任何事情，包括看书、听歌等很多小事。

觉得自己像被一片乌云笼罩着，陷入了无法攀爬的深坑中，总是挣脱不了这种强烈的束缚，整个人处于随时崩溃的边缘。

出现转机，有所突破

由于身心极度痛苦又没有快速、直接的解决方法，我开始服药。我服用的是一种精神类抗抑郁药 —— 盐酸氯米帕明，这个药的副作用非常大，在服药的前半个月里，白天全身无力，头昏昏沉沉并伴有恶心的症状，晚上胃里像有团火在燃烧，大量盗汗，小便也有失禁的现象。

大概通过三个多月药物的控制，我的抑郁、强迫、恐惧等症状有了一些改善，可是令我痛苦的是，我发觉自己的记忆力明显下降，思维也变得迟钝，感觉整个人都处在一个很不对劲的状态下，几经挣扎，我决定放弃服药。没想到的是，停药几天，恐慌与不安的情绪又向我袭来，甚至比之前更强烈。

无奈之下，我只能继续服药来维持自己的状况。相比之下，百忧解是我吃过的药物中副作用最小的药物，效果也是较为明显的。在一年多的服药期间，我曾多次停药，但没过多少日子症状就会再次复发，并且症状更加严重。最后导致我出门在外，身上都要携带这种药。

治疗的费用是相当高的，只是买药有时候就会花费掉我一个月的生活费，甚至更多，更别说心理咨询的费用了。因此，高额的医药费用是我非常头痛的事情，家人对我的情况根本不相信，以为我是找借口多要钱用，所以给的钱也是有限的。

一次暑假，我带着从堂姐那借来的钱来到上海同济医院，看了心理门诊，并且还去了当地的心理咨询中心，一个多星期的时间下来，我身上的钱所剩无几。除了拿几盒药、几本书外，心理上的折磨和症状没有任何改变，灰头土脸的我失望而归。

都说久病成良医，但在心理疾病的相关知识上关注越多，有时反而感觉自己的问题、障碍越多。由于自己没有健康的心理防线，对在网络或书本杂刊上所看到的各种心理疾病的介绍，都会拿来和自己的症状对照，并对号入座，以至于自己陷入其中。有时候就算是看电视或听到某个人说的一句话，我都会感到恐惧，并深陷其中。更可怕的是，我总是控制不住地去感觉、去想自己有没有幻听、幻觉的症状，同学们有没有在背后说我闲话，有没有人想害我，等等。越是害怕自己会精神分裂，就越是控制不住去联想、体验精神分裂的症状。

我在求助过程中，还遇到过比较大的困惑，就是医院和心理咨询中心在治疗理念上有很多的冲突，比如，医院主张用药物治疗，而心理咨询中心则主张进行心理疏导。在方法和理念上更是公说公有理，婆说婆有理，这搞得我像只无头苍蝇一样撞来撞去。无奈之下，我只好一边求助，一边自己寻找答案，庆幸的是，这个过程便是我人生的转折。

人生起起落落，有无数的谷底等着我们逾越。现在回过头看从谷底走出来的自己，我对生命的理解更加深刻，更加全面。无论经历怎样的痛苦，生命本身都在忠诚地为我们寻找解脱的出路，都在帮助我们把负面积累转为正向和光明。

大学时光转瞬即逝，在接受药物医治的过程中，我越来越依赖药物，并且剂量也慢慢增加，与此同时，我意识到药物无法从根本上解决我的问题。我想，心病终须心药医。眼看就要毕业，但我当时的状态显然无法融入社会，焦虑的心情好比雪上加霜，我再次陷入绝望。

现在想想，也许上帝给你关上一扇门的同时，也会为你开启一扇窗。就在绝望之时，不知道是哪来的一股力量，我想："反正已然如此，那我就自己救自己算了，大不了一死了之。"于是，我开始大量阅读专业的心理学书籍，其中有两本书给了我很大的信心，一本是《奇迹课程》，另一本是《心灵的处方》。在反复研读这两本书后，我试着去实践书中的一些练习。每天早晨五点钟，我都坚持到学校的操场上跑半个小时，回到寝室躺在床上开始练习呼吸放松。我发现练习一段时间后，我的视力越来越好了，而且身体肌肉不再像以前那样紧绷了，这给了我极大的鼓励。之后，一次因缘我接触到《生命的重建》这本书，可以说，这本书开启了我生命新的篇章，使我走上了助己助人的光明道路。

　　这本书是美国著名心灵导师露易丝·海所著。她曾患有癌症，但在他人的帮助和自己的努力下，最终战胜了癌症。书中讲述了一些较为具体的改变自己的方法。我看完此书后，内心倍受鼓舞和感动，泪水一次次夺眶而出，感觉这本书就是我的"及时雨"。书中有些个案的症状就像是在说我自己，那种被理解、被接纳的感觉真是难以言表。我想癌症都能治好，还有那些遭遇各种心灵疾苦的人也都成功蜕变，那我的强迫、抑郁也一定可以治好。

　　改变的过程，总会走一些弯路。我反复研读《生命的重建》这本书，并依照书中的一些誓言句子去练习，几个星期后，我发现自己的恐惧思想好像减少了。这给了我很大的信心，说明这个方法是有效的，大方向是没错的，这对我来说已是不小的收获。

　　可坚持练习一段时间后，我感觉自己处于停滞不前的状态。经过反复研究，我找出了问题，原来对我来说，书中的誓言句子不完全具有针对性。我想如果能找出与自己症状吻合的句子，一定会取得显著的效果。

　　一个星期后，我总结了几个适合自己练习的句子，如，"我放弃在我意识中制造担心和害怕的旧思想，我现在接受人们对我总是很友好，我完全的安全""我放弃各种担心和害怕，我生命中没有万一，我生命中发生的只有对的和好的""我所有的担心和恐惧都是我的旧思想造成的，我现在决定放弃"。当时觉得这些句子很好笑，但我还是坚持练习，正是露易丝·海那种永不服输的精神一直在支持着我。起初练习了一段时间，没有什么效果，甚至感觉在自欺欺人，但随着练习时间的加大，感觉自己消极、恐惧的思想在一点点减少，并且体会到在不同情景下练习有不同的效果，尤其是早晨一边跑步一边大声读句子，效果更加明显。

白天，除了誓言练习外，我还大量地研习儒、释、道思想，以及各种心理疗法。晚上，我会找一个安静的地方练习静坐。开始的时候真是非常痛苦，闭上眼坐下来，脑子里的害怕念头反而更多，就像有个马蜂窝一样嘈杂。并且在静坐的练习上，我也有一定的疑虑和担忧，担心自己会走火入魔，担心被同学说是邪门歪教，搞得自己更加焦虑。

无论用什么方法练习，开始都会遇到阻碍和困难，冥想也不例外，躺在床上想象一幅安全画面，自己身处其中，在这个环境中，我是主宰者。往往预期的想象和实际总是有差距，恐惧和不安总是会不断地冒出来，打破平静，反反复复。通过反复地研习和实践，我慢慢地掌握了应对这种内心波动的方法和技巧，也逐渐能较好地接受一切，并坚定地持续练习。尝试过很多方法，最后我发现催眠法、冥想、誓言练习和呼吸练习的效果非常好。

在选择了有效的训练方法后，我练习的时候非常用功，自我调整心态，每天坚持，从不懈怠。改变的过程是缓慢的，坚持的过程是痛苦的，尤其是刚停药时，那种痛苦就像一个人身处在黑洞里，没有一丝光明，你不知道将要发生什么，内心充满恐惧。但随着持续、努力地练习，我发现自己在没有药物的帮助下，也能够入睡了，这令我非常惊喜，激励着我坚持下去。

"所有的努力都不会付之东流，只要努力终会获得回报。"这句话我现在坚信不疑。

在系统学习三个月后的一天晚上，我在新华书店看书，突然感觉一股暖流涌遍全身，整个人从头到脚一下子松弛了下来，感觉长时间扣在头上的东西一下子没了，思维也清晰了，眼睛也变得明亮了。

回来的路上天空虽飘落着阴雨，但对我来说是那么的平静与柔润，这种感觉在爆发强迫、抑郁之前从未出现过。心变得像黎明时山中的湖水一样静谧，周遭的人和物也是那么的和谐与自然。感觉心静得可以倒映出周遭的一切景物，也能清晰地看到每个人的内心深处，整个人完全融入这种平和、宁静与安详中，我知道这是我的重生之时。

助人之路，探索内在秘密

回顾大学的几年里，有辛酸与苦涩，更有磨练与成长，经历了多次的绝望和打击，走过那种种痛苦，内心真是感慨万千。在不断地探索及实践下，最后我战胜了强迫、抑郁，重见天日。我暗自立誓，决定全心投入心理救助的事业中，一方面原因是我了解到还有许多在痛苦中挣扎的朋友没有找到出路，另一方面原因是自己的这段心路历程促使我要继续探索内在的秘密并不断成长。

毕业后，我全身心钻研心理学，决定终身从事心理研究与实践。我在中科院心理研究所心理咨询与治疗心理专业潜心学习并圆满毕业，长期跟随国内多名心理专家学习精神分析、认知疗法、催眠治疗、自然医学、顺势疗法……

在北京从事多年心理咨询工作，为更有效地帮助患者走出内心低谷，重塑自己，我以亲身经历和体悟结合当代心理学流派以及儒、释、道的思想，创立了心理康复训练方法。其中融合了观息法、誓言法、催眠再生法，并针对强迫症探索出快速摆脱强迫，做到顺其自然的亦止法，使诸多患者从抑郁症、强迫症、焦虑症、恐惧症等神经症中成功地走了出来，获得新生。

一些患者向我咨询，我告诉他们我经验到的疗愈方法，建议他们在理解的基础上按照方法持之以恒地练习，有的人迎接到了光明，但也有的人仍然在黑暗中徘徊。了解清楚事情的原委，我给他们讲述了一个关于佛陀的故事——《自己走这条路》。

如果你听闻了一种方法或是一种理论，你觉得是正确的、有效的，但最后没有身体力行去实践，那么这种理论或方法永远不会在你身上产生奇迹。无论任何方法都要自己经验后才能属于自己，才能体会到收获的喜悦。如果我们只是听闻了、思考了，并没有运用，那这种方法再好、再有效也永远是别人的方法，奇迹也永远只会在别人身上发生，自己永远经验不到方法带来的成果。

路是自己走的，如果你向前迈一小步，与目标之间的距离就缩短了一大步；如果你走完全程，就到达了最终的目的地。我就是这样一步步坚持走下来的，只要坚持按照正确的方法去实践，就一定可以到达成功的彼岸，看到雨后的彩虹。

多年来从事心理咨询，我深深地感悟到，心理咨询是一份光明的事业，因为它承载着生命的重量。我能够走上心灵救助这条路，是因为我经验到心理咨询承担着生命的重量。我心怀感恩，庆幸自己用亲身的经历感悟到自助以及助人的生命艺术。也正因如此，我更懂得如何用"生命"去温暖"生命"，用"心"支撑"心"的道理。心灵救助不是用道理帮人解脱，而是用生命的力量彼此支持，用人天性的力量 ——"爱"，推动人的成长。

破解心理问题的两个复杂性

当时，在自我疗愈的过程中，令我非常害怕的有两个问题，一个是遗传论，另一个是内因性因素，因这两个问题而产生的心理问题在当时的康复率都是非常低的。而且对于这两个问题，学术界也一直争论不休。

对于遗传因素，很多医院的心理医生都比较关注，这令我当时非常害怕。因为在我母亲的家族中，我二姨患有精神病，还有一个表舅从北京进修学习回家后，莫名其妙地精神失常了。很多心理医生会对患者进行问卷调查，如果这位患者家族中有精神疾病史，那么他就会被贴上潜在的"遗传"标签，其实他们并没有做"基因检测"，所下的结论也是不科学的推论，也并不符合心理的发展特点。

美国新一代权威心理学家海伦·舒曼和威廉·赛佛的研究表明："我们所有的心理痛苦都是来自过去形成的思想。""所谓心理疾病的遗传性，是指成长经历中家庭环境、人际关系模式、教育方式等因素有沿袭和传递现象，不健康的关系在不同的代际传递，同样的家庭关系模式、思想观念、氛围往往造成家族里出现同样的心理问题。很多心理疾病并没有发现生物学所指的基因遗传性，而遗传性也只不过是家庭成员之间的关系模式传承而已。"也就是说，我们的抑郁、强迫、焦虑等情绪模式，是后天习得的思想观念，是我们过去的成长经历负面的积累所致。

我的童年是可悲的，但以现在的观点来看，它也是我生命中要学习的课题，是有意义的。我成长在一个充满愤怒和暴力的家庭，父母都是乡村教师，父亲的脾气非常暴躁，而母亲性格温和。在我的记忆里，直到上大学前我都经常被父亲打骂。每当父亲遇有不顺心的事或是喝得醉醺醺地回来，都会找茬打骂母亲，而我也逃脱不了被责骂。对我来说，那个时候最大的幸福就是我和母亲不被打骂。

生活中，父亲对我非常严厉，要求我做任何事都要做到最好，并且还会拿我和别的孩子比较。我要是犯了一点小错误或是做的不符合他的要求，下场不是挨打就是挨骂，有的时候还会牵连到母亲。那个时候我非常害怕看父亲的眼睛，就连父亲的举手投足都会让我胆战心惊。在我的记忆里，童年没有任何快乐可言，都是在战战兢兢中度过的，不知道是真的没有快乐，还是那点快乐早已被紧张、害怕的情绪所掩埋。现在我知道，恐惧和不安的种子早在那个时期就已深深地扎根于我的内心。

由于对父亲的惧怕，我做事说话都特别的小心谨慎，生怕有什么疏忽，即便如此，也还是难逃严厉的责骂。父亲从来没有夸奖或肯定过我，我曾努力表现自己以赢得父亲的赞赏，但结果是我考了第一名，父亲也没有任何表扬和鼓励的话，就只是说一句：这还像个样子。我常常觉得是因为自己做得不够好，才会引发父亲的怒火，甚至会认为父亲对母亲的粗暴也和自己有关系。

童年的我性格孤僻、内心自卑，没有真正的玩伴，看着其他小朋友们一起玩闹，我只有在一旁羡慕的份，有时通过给小朋友们买好吃的讨好他们，才能同他们玩耍。这令我在意识里更加印证了自己不够好的事实。这种对自我的不认可与不接纳一直深深地影响着我，最终导致我高考后突然爆发强迫、抑郁。

正是美国心理学界的新论点，让我深刻地反思自己的成长经历，使我认清自己的问题早在童年时就埋下了种子，只是积累到高考后导致症状全面爆发。所谓遗传论的说法，在我将理论与实际结合后完全瓦解。我们在没有健全的心理防御机制时，思想、情绪、情感以及性格都会受到成长经历、家庭教育和环境的影响。

"遗传论"真是害人不浅，似乎暗示着这种病是治不好的。很多抑郁症或是强迫症等神经症患者，为此背负沉重的枷锁，无法自拔。多年来从事心理咨询，我遇到太多被归类化或是被疑似遗传的患者，这无疑给他们本就脆弱的心又是重重的一击。其实，不管是抑郁症还是强迫症，其本身并不可怕，但如果一个人丧失了求治的信心，那才是可怕的。期待今后的心理问卷测评，能够用更加合理的、积极的观点来解释家族病史这一块。心理医生也应高度注意自己言语，至少不要给患者造成新的负担。

我认为家族病史的查询，对治疗抑郁症、强迫症等神经症来说，很多时候没有积极的作用，过去的可以作为了解，但不是关键，重要的是当下。如果做家族病史的调查，我敢说绝大多数人的家族中，都能找出那么一两个有精神疾病或是与精神疾病沾边的人。

当我们去查找时，我们往往能在七大姑八大姨，上一代或是上上代中找到这一类人。这是不是就意味着精神疾病具有遗传性呢？假使如此，为什么有的人好好的，而我们却有了问题？难道是我们存在某种基因缺陷或者说我们点儿背赶上了？假设是这样，又有新的问题产生了，为什么过去我们好好的，现在就不行了？还有太多的疑团。如果按照所谓"遗传论"的说法去推论，根本无法解释清楚，矛盾重重，我认为真正的科学是合理的，是能解释清楚的。

再一个就是"内因性因素"造成的抑郁症、强迫症难以康复，且时常复发。对此，心理医生通常是借助药物来控制症状，而心理疗法往往显得苍白无力。有些心理医生认为，"内因性因素"是性格或者说是气质类型决定的，且无法改变，除了用药物维持没有更好的方法。这让当时的我非常恐惧。因为当初我爆发强迫、抑郁就是没有具体的诱发事件，一般来说，这类状况都会被划为"内因性因素"。但我不甘心，癌症都能治好，甚至精神分裂在国外都有无数治好的案例，我想，我的情况再坏，还会比这些疾病更严重吗？我不断给自己打气。

在持续探索中，我印证了自己的观点，正如美国心理创伤协会的研究表明："由内因性因素造成的抑郁症、强迫症等神经症，同多数的心理问题一样，都是由成长经历、环境及教育方式造成的，且是完全可以痊愈的。并指出性格特征或气质类型与心理疾病没有必然关系，性格也绝不是先天固有的，后天的成长才是塑造的土壤，因此性格也是完全可以改变的。"这令我如释重负。也就是说，不管是哪种类型的抑郁，或是其他的心理问题，都是长期的情绪积累所致，可谓冰冻三尺，非一日之寒。

我们知道性格的改变不是一件轻松的事情。一个人的气质类型或性格的形成，是成长的环境、教育和所经历的生活事件等因素综合塑造起来的，尽管如此，但也是完全可以改变的。记得以前看过这样一个故事：

　　美国有一个家庭，男孩的爸爸是名外科手术大夫，爸爸敏感多疑，性格内向，做事情严谨认真，是完美主义者。妈妈是搞化学试剂的，平时言语也很少。男孩受爸爸影响很大，不仅性格与爸爸很像，而且做事情的风格也与爸爸很像。男孩在心里暗暗立志，以后也要像爸爸一样做一名外科手术大夫拯救病人。

　　不幸的是，在男孩 15 岁那年，爸爸在一次车祸中离开了他，这次意外给男孩的内心造成了巨大打击，两年的时间里他把自己完全封闭起来，每天都是郁郁寡欢，性格变得更加内向。他开始仇恨这个世界，仇恨周围的人，认为上帝对他不公平。

　　后来男孩的妈妈认识了一个百老汇的演员，相处了一段时间后两人结婚了，同男孩的亲生父亲大不相同的是，他的继父是一个非常开朗又很风趣的人。继父为了能让男孩改变过去的那种心境，经常带男孩观看各种演出，给他讲励志故事，受继父的影响，渐渐地，男孩的心理产生了变化，变得越来越开朗，并逐渐迷恋上戏剧。在继父的鼓励下，这个男孩后来成了百老汇有名的风趣幽默大师。

　　如果这个男孩的亲生父亲没有去世的话，很可能他会像他的父亲一样成为一名外科手术大夫。如果没有其他的变故，他的性格也很可能像他亲生父亲一样敏感多疑。

　　一个人的气质类型与性格不是一成不变的，如果生活中经历了一些变故或遭遇一些打击的话，都是会发生相应变化的。想想看，一个积极开朗的人在遭遇了一些挫败后，他又会变成什么样的人呢？

　　人的心理好比一根皮筋，积累了过多的负面情绪和消极思想时，就会像皮筋被不断拉伸，直至达到极限长度发生变形或断裂。皮筋固然是有弹性的，但这种弹性是有限度的。我们的心理也是一样，它可以承载和消化来自外界的压力和自身的消极思想，但心理是有限度的，不可能无限地承载，一旦负面情绪累积超出了我们的心理荷载，具体的症状就会表现出来。抑郁症、强迫症等神经症就是这样的长期积累所致。

　　如果我们运用积极、正面、爱的思想滋养我们的内心，我们的心灵就会像一根有良好弹性和张力的皮筋。从中医和心理学的理念来说，身心是一体的，70%以上的身体疾病都与人的心态密不可分。

我发现在诸多患者中，存在着相同的问题，他们会把生活中普遍性的焦虑、抑郁情绪视为不正常的，担心自己的不好情绪是抑郁症或焦虑症等心理疾病的一种表现，不断地给自己贴上抑郁症等心理问题的标签，进而强化了情绪的波动，让自己变得愈加惶恐不安，加重症状。有很多人也会到网上或一些书刊上了解抑郁症、强迫症等相关症状，结果越是关注那些负面的情绪和症状，就越是会拿自己与其对照，其演变的模式就是：

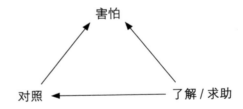

最后他们又会陷入恶性循环的模式里，不断地验证对照，结果他们真的有了这些问题。这是不断强化、增长的结果。

就像一些失眠症患者，本来问题没有那么严重，如果及时正确地调节便可很快恢复。遗憾的是，他们错误的认知强化了症状，过分关注睡眠导致焦虑，而焦虑又导致入睡困难，入睡困难又再次加剧焦虑、担心，结果越焦虑越睡不着，越睡不着越焦虑，不断地验证强化，由害怕失眠而变成真的失眠。心理学相关知识是给人以帮助的，而不是让我们用这些知识或标准来约束我们的心灵的。

　　无论是哪一种心理困境，我们都可以选择以一颗平衡而开放的心接受新的思想，用信任的心相信自己有自愈的能力，用恒久的心坚持自己的信念。当我们能正确运用"理解、接纳、坚持"三心合一的力量的时候，天下就没有不可逾越的心理痛苦了。

　　在探寻自我拯救的漫长时间里，其中《奇迹课程》这本书给了我很大的启发和帮助，书中表达出了这样的观点：我们的心理问题和思想模式都是来自我们的过去，只有放弃过去的，接受新的思想，才能真正解脱。

　　每个人心理问题的产生都可能有着各种复杂的原因，也许你的问题是童年成长过程中积累的，也许是你生活中遭遇了某个或某些对你有重大影响的事件。可以说，引起你产生心理问题的原因多种多样。也许你认为自己的问题是那么的复杂严重，也许你还在为自己的问题怨天尤人，或者你还在为曾求助过多位心理医生，尝试过多种方法最后无效而感到无助，但是我想说的是，这些都可以成为过去，健康和快乐才是我们的天性。

如今，有了方法你就能到达光明的彼岸。请敞开你的内心，书中的方法可以帮助你摆脱痛苦的羁绊，重塑新的人生。过去的我，就是现在的你，现在的我，就是明天的你。

加油吧，朋友！
我能从"地狱"中走出来，你也可以

应李老师的邀请，我决定写下这篇文章。李老师觉得我的练习和努力超出了他的想象，我也深切感受到自己的变化。为了帮助更多的朋友，我决定利用零碎时间在手机上用便签的形式写出我的感受，希望能给正在受精神折磨的朋友们一点鼓励和感悟。

先说说我的成长经历吧，这样能帮助你们更好地了解我和我的练习，正确看待你们自己和你们的练习。

　　我出生在一个乡镇中学教师家庭中，父亲是校长，母亲是普通老师。父亲是那种工作中不苟言笑，一心扑在事业上的人，母亲是那种很传统的女人，没有太多主见。而我生性比较胆小，同时内心又很要强，追求完美，也是受大环境的影响，总想什么都拿第一，给父母长脸。

　　小学时，我还比较正常，有时调皮捣蛋，学习成绩也还不错。小学毕业时，我得了严重的鼻窦炎，很严重的那种，每天几乎只能用嘴呼吸，睡觉时都需要张着嘴，鼻子里都是脓血和发臭的分泌物，必须不停地用纸巾擦拭，还伴随着头疼。上课时，我更加难受。为了不让同学们看我笑话，课堂上我经常趴在桌子上或者用手捧着鼻子。

　　医生说只有做手术才能解决我的问题，但由于我年龄太小不能做手术，只能采取保守治疗，于是，每个月都要去医院做一次穿刺，把鼻窦里面的腐烂物抽出来，吃各种医生推荐的药，那时每天都过得很痛苦。父亲也为我寻找各种办法，又是工作又是为我操心。就这样初中三年，鼻窦炎折磨了我三年。

　　从初中开始，我就慢慢自我封闭，自责自卑，常常感叹命运的捉弄，经常自言自语咒骂自己是废物，惩罚自己不吃不喝，几乎不与任何人说话，连和父母也没什么交流。在这种身心备受折磨的情况下，我还是希望能考个重点高中给父母争光。在这种身心备受摧残的情况下，我的成绩还经常保持年级前三名。

　　初中三年就这样过去了。2005 年 6 月，我在这样一种身体折磨和精神折磨的情况下还是以年级第二考上了重点高中，高一只读了半学期身心就坚持不住，休学了，那时已经有新技术可以做更好的手术了。于是，父亲带我去医院做了手术，住了两个星期的院，原本以为手术做完我就恢复健康了，可是由于这几年的自我封闭和自责自卑，我的鼻窦炎虽然好了，内心世界却坍塌了。

　　休了一年学后，我继续读高中，那时居然还有考名牌大学的梦想。我想着鼻窦炎好了，终于可以好好吃饭，好好睡觉，好好学习了，可是事情不是我想的那样，从高一开始我就发现自己已经有点害怕与人交流了，害怕人群，害怕别人的眼光，而且出现了严重的强迫行为和思维，看书也常常是只能盯着一个字而视线不能移动，很痛苦。写字时手会发抖，睡眠质量也是极差，还会做各种可怕的梦，不敢去食堂吃饭，只能等同学们吃完了一个人去食堂吃冷饭冷菜，偌大的食堂就我一个人。我的食欲也是极差，吃什么都如同嚼蜡，也不敢去操场做操，人多时下楼梯双腿还会发抖，站不稳，只能扶着墙慢慢走。我也不敢去厕所，只能等没人时去，更不用说与人交流了。

你可以想象一下我那时每天的生活状态，如同地狱般黑暗。父亲带我去医院检查，医生说是抑郁焦虑症，开了很多很贵的西药，每个月都去医院拿药，说坚持吃几年就好了，就这样吃着药每天还要重复过去的生活。

我一直对药物能够治好我的病抱有期望，但病情并没有任何好转。期间，父亲带我去各地寻找方法，寻找更好的药物，后来父亲实在没辙了就四处求神拜佛，能想到的办法他都不计代价要试一下，比如，找大师画符驱鬼，吃土医生开的各种药。那时父亲常说只要治好我的病，让他拿命换，他也马上答应。

我勉强坚持到高三上学期，实在忍受不了了，每天都是恐惧、惊慌、焦虑、强迫，吃不下饭，睡不着觉，经常有自杀的想法。我告诉父亲我不想读书了，我就想好好休息，与世隔绝，就这样我回家了但没有退学。学校同意我回家复习，于是我就在家里搞复习，但是已经谈不上是学习了，只能逼着自己勉强看看书。

高考时，我坚持去参加了，不过考下来人也虚脱了，每一场考试都让我像大病一场一样。我强迫焦虑，读题目时视线都不能往下移动，就用手指着一个字一个字让视线慢慢移动。写字时，我的手抖得不行，我就使劲用手握住笔，试卷都被我写破了，考下来浑身是汗，考完一场都要拉肚子，那时胃肠功能已经严重紊乱，就这样我勉强考了个二本。

高考结束后，同学们都是各种放松游玩，而我只能待在家里忍受身心折磨，看个电视都不行，总是会有强迫思维，吃好饭、睡好觉对我来说是奢侈的事情。其实父母从我高中开始就不再要求我成才了，只希望我身心健康，可是我已经被强迫焦虑完全掌控了，躯体反应也让我备受煎熬，肠胃几乎随时随地都在涨疼，动不动就要拉肚子。由于长期焦虑紧张，几乎每次拉肚子都会见血，多次去做肠胃检查也没有发现什么器质性问题。

我的体质也非常虚弱，瘦骨嶙峋，可能一个星期吃的东西都没有年轻小伙子一顿吃得多。平时，我就连上上网、打打游戏都是各种强迫焦虑，坚持不了多久就要拉肚子，几乎什么都做不了。现在想想我都佩服自己的毅力，居然活了下来。

我那时常常会冒出自杀的想法，但又觉得走了对不起父母，所以坚持活着。有几次父亲开车带我出去散心，让我来开车，我握着方向盘满手冷汗，总是想往悬崖下开，我就使劲把着方向盘。没开多久我就对父亲说："我不能再开了，开车太累了，脑子里总是有不好的想法，我还得逼着自己不按照脑子里面的想法来。"父亲听后也是难受。

我在家里也不敢往阳台上站，每次站到阳台上往下看，就有想跳下去的冲动，这种感觉很强烈，遇到这种情形我都会马上从阳台离开，怕控制不住自己。父亲知道我这样有时也会偷偷流泪。我也常常想，父亲这么受人爱戴，这么优秀，可是为什么会有我这么个儿子，难道这就是命，是父子相克吗？我可以一死了之获得解脱，父母呢？每每想到他们的不容易，我就发誓一定要活着，活着就有办法。说真的，我的生活状态常人难以想象，精神上的折磨我相信你们是深有体会的。

高考后的暑假就这样结束了，我准备迎来大学生活，想着读大学了，没压力了，可能我慢慢就好了吧。

值得一提的是，我的药物治疗没有断过，每个月都需要高昂的费用。我的家境算不上好，父母都是普通的老师，几次想放弃吃药，都被父亲制止了。医生说吃药要吃很多年，父亲让我坚持，不让我为钱担心，可是高中已经吃了几年了，没有什么改观。

2008年9月，我怀着复杂的心情去陌生的城市上大学，考虑到我的身心状态，父亲执意送我去。我那时想，可能到大学多参加活动、多锻炼，我的病就会慢慢好，所以我积极参加各种活动，如演讲比赛、主持人比赛，我都去试。但是，过程很痛苦。其他的同学也会紧张、害怕，可是他们试过几次后就没什么了，而我就不行，精神紧张、恐惧不说，更严重的是躯体反应，我浑身发抖，站不稳，想试也没办法了。后来，我就放弃了。

大学生活里，我除了勉强能去听课外，剩余时间都待在宿舍，由于什么都做不了就只能看情节很简单的电视打发时间。最严重的时候，我连电视都无法看，那种带字幕的电影我就更不能看，因为我会盯着字幕纠结，一纠结我就浑身不舒服，就会拉肚子。

大学的室友都在忙着谈恋爱，我连和女孩子说话的勇气都没有，想想还是算了吧，别丢人现眼了。有时候和大学同学出去聚餐，我在饭桌上夹菜时手都会发抖。我实在是恨我自己。"废物啊！"我经常骂自己。父亲经常在电话中鼓励和安慰我，而我常常偷偷流泪。大学几年，我一直是这样一种状态，比高中时更惨。我佩服自己的是，就自己这样的状态还能做到每学期不挂科，英语过六级，还能抵制自己一次次想自杀的冲动，只是过程太痛苦了。现在回忆起来，我宁愿什么都没有，只求身心愉悦，能吃能睡，开心就好。

大学期间，我几次想退学但都坚持了下来，都是父亲在鼓励我，给我打气。期间，父亲也放下工作陪我去武汉精神卫生中心住了几次院，因为好几次我都已经到崩溃的边缘了。值得一提的是，所有的这些我都瞒着我的同学，也很少和他们交流，就像一个"独行侠"。他们也只是觉得我比较孤僻，我内心的痛苦、绝望只有自己知道。

到了大四上学期结束，也就是 2011 年 12 月，我再次崩溃，撑不下去了，病情已经发展到不能吃不能睡了，所以草草地写了论文并上交后就回家了。我也是在痛苦中勉强把毕业论文写出来的，之后我再没去过学校。拍毕业合照没参加，毕业聚会也没去，毕业证书都是被寄回家的。我跟同学说我腿摔断了在家养病呢，其实我是在家里忍受精神折磨，不想让别人知道。其实到那时，社会上好多人都知道我的父亲有个身体不行的儿子，精神好像有点问题。

大学毕业后，我自作主张把药停了，吃了也没什么效果，都吃了七八年了，我不想变成药罐子。我尝试什么都不做，什么都不想，看自己能不能好起来，每天待在家里，父母去工作，我就自己做饭洗衣，没事看看电视，或者就干脆躺着，但是强迫焦虑还是会常常袭来。父母也一天天苍老，父亲的皮肤也开始暗淡，应该是在那个时候父亲的心脏开始出问题了。十几年过去了，父亲对我的恢复也开始感到迷茫，常常看着我黯然神伤，母亲只能偷偷躲着哭。

2013 年 9 月的一天我突然毫无征兆的焦虑大爆发，莫名地感到害怕，巨大的恐惧感笼罩着我。我浑身发抖，只能抱着父亲或者母亲，特别害怕，晚上需要父亲陪着睡，但根本不能入睡，强烈的恐惧感一阵接着一阵向我袭来。我发抖，浑身冒汗，并对父亲说："快带我去医院，我觉得自己要疯了。"第二天父亲请了假带我去了武汉，我在医院住了半个月，输液吃药，做经络治疗，出院又拿了药回家吃。我和父亲回来不到一个月，母亲突然晕倒，父亲交代好工作又带着母亲去了武汉协和医院，检查结果是母亲长了脑瘤，良性的，后来听母亲说都是为我着急的。我深感惭愧，还好手术成功。

母亲在武汉住院期间，父亲当着母亲的面流过一次泪，这是后来母亲告诉我的。父亲告诉母亲，希望用他的命换我们母子平安。母亲让父亲借在协和医院这个机会检查下身体，估计母亲也感觉到了父亲身体的异样。但父亲婉转拒绝了，一来怕自己在这个节骨眼上真有问题还要花钱，二来也不想我们母子操心。父亲必须扛着。母亲出院回到家后，我们母子基本上就在家里待着，父亲一边忙工作一边照顾家里。也就是陪母亲从武汉回来后，我发现父亲的脸开始变黑，有点浮肿，隐约开始担心。这时我也发誓一定要顽强地活着，活着就是对父母最好的报答。

2013年11月的一天，父亲在外面时突然感到不舒服，很痛苦，自己跑去医院找医生，但没等我赶到，父亲已经去世了。医生说是心肌梗塞。此时的母亲手术伤口都还没长好，正在家里休息。我欲哭无泪，几天几夜没睡，父亲的去世也惊动了我的家乡，平时多好的人啊，洒脱大气，工作又出色，但是2013年，刚满50岁的父亲就这样走了。父亲走后，我花了很长时间安慰母亲，强忍着自己的精神折磨带母亲走出悲伤，担心母亲的病会复发。期间，我用烟头狠狠地烫自己，深切感受到自己的罪过。

父亲一直希望我考个公务员，有个稳定工作能养活自己，也不用风吹日晒。父亲走后，我想完成父亲的心愿，忍受着强迫焦虑开始备考。我的备考之路很艰难，看书时需要和强迫焦虑做斗争，面试时需要狠狠捏着拳头来控制自己不发抖、不紧张。2015 年 8 月，我以第一名的成绩考上了镇政府。

后来，母亲给我介绍了个对象，说父亲生前对她印象也不错，也是希望我有家庭后能开始新的生活，忘掉不愉快。为了完成父亲的心愿，2015 年 10 月，我和她草草地结了婚。她也知道我的情况，我也是觉得自己这样一个身心状态能找个媳妇就不错了。可是婚后各种问题出来了，我发现我和她是两个世界的人。其实当初就有很多人反对我们结婚，而且连她的朋友都反对，说我们不是一路人，果不其然，我们的婚姻就是一场闹剧。

婚姻存续期间，我的焦虑和抑郁越来越重，导致我的强迫焦虑再次爆发，母亲不得已带我去了北京的一家专科医院，各种检查后医生说我得了重度抑郁症。没有什么办法了，医生建议最好做电击治疗。我在网上查了下，说电击治疗可以让人遗忘一些东西，但是搞不好有很严重的后遗症，于是，我考虑后放弃了。在一家心理咨询机构待了半个月后，我回家了，因为费用太高，承受不住了。

在这之后，我提出了离婚。在给她补偿后，我们离婚了。我几次想自杀，无助又无奈，觉得都是自己的问题才会这样，都怪我身心不强大。当时我的状态不好，根本没有能力处理这些事情，没有主见，也没有果断的勇气，我连去超市买个东西都会反复纠结。

现在回想起来，这段痛苦的经历也算是一种成长吧，也是上天对我的考验，离婚是最好的选择，这段孽缘持续了不到半年。我现在很庆幸自己在那种思维混乱，每天都想自杀的情况下，还是做出了理智的决定。那时我每天跟疯了一样，就差上街乱跑了，还要硬撑着去上班。虽然付出了很大的代价，但一切都是值得的。

再来说说我的工作吧。想一下你们都能猜到，这样的婚姻再加上我自己当时的身心状态，工作对我而言同样是一种煎熬。我每天待在办公室里忍受各种强迫焦虑和躯体反应，每天听着办公室里年长的同事絮叨家长里短，要不然就是无所事事，玩手机、上网，一切都让我觉得索然无味。单调、压抑的环境和失败的婚姻让我的内心更加失落。我很少与同事交流，也很少去单位食堂吃饭，总是处处感到尴尬，害怕议论和眼光。从那时开始我决定自救，为我自己，为母亲，为去世的父亲。

下面谈谈我艰难的自救过程。十几年过去了，我每天饱受强迫、焦虑、抑郁的折磨，还要时常忍受躯体反应——疼痛和不适。我放弃寻找更好的药物和心理治疗，感觉这些实在没有什么帮助，药物只能治疗身体疾病，治不了思想。我开始认识到所有的问题都来自我的思维，是不健康的思想在控制我、折磨我。我开始搜索一些改造思维、重塑灵魂的书，这个过程也是异常艰难，毕竟我是强迫焦虑，总会反复纠结各种观点，看书也不能持续进行。

后来我在网上反复搜寻，最终看到了两本对我的认知改变比较大的书，一本是《灵性的觉醒》，另一本是《当下的力量》，看完后，我如获至宝，感觉这两本书就是写给我们这些人看的。书里面的思想和观点让我很受震动，我对自己的恢复看到了一丝希望。我慢慢认识到这么多年的"黑暗"都是我错误的思维模式造成的，我把自己一步一步推向了深渊，让自己患上了"精神癌症"，并陷入恶性循环中无法自拔。

看书时，我确实感到一丝欣慰，但是看完后还是老样子，因为书中只有观点并没有切实可行的方法，对我的实际帮助并不是特别大。所以，我再次围绕着重塑灵魂和思维这个核心在网上寻求能自救的方法，经过多次的筛选和思考之后，我选择了李老师的康复训练法。我在网站上详细地看了他的自救体系，也看了通过自救慢慢恢复的朋友们写的心得体会，我感到相见恨晚。

2016 年 7 月的一天，我决定试一试，下决定后便跟单位领导请了假去了北京。当时我的身心状态还是老样子——强迫焦虑，我顶着各种不适和紧张害怕来到北京寻求帮助，在一番寻找后我见到了李宏夫老师。那时的我说话都充满了恐慌和焦虑，在我支支吾吾的述说中李老师听完了我的经历。我对李老师说："我是不是太严重了，没有办法恢复了，我觉得很少有人像我这么严重。我去医院，有的医生说我需要做电击治疗，甚至还要终身吃药。"

李老师耐心地给我讲述了导致强迫焦虑的根源，讲了思维模式对人的影响，李老师也佩服我能在这种痛苦的折磨中顽强地坚持了十几年。我也实在是感到自己快到极限了，快要坚持不住了，再拖久一点我可能连坚持的能量都没有了，没有什么办法，这是最后的救命稻草了，所以我决定接受李老师的指导，开始艰难的自我拯救。

回家后，我迫不及待地想尝试李老师教的各种方法，但是李老师让我不要急于求成。鉴于我的情况比较严重，病情持续的时间久，所以必须按照李老师教的步骤来，而且要做好思想准备，可能需要很长的时间才能康复。我知道自己的康复之路可能会比一般人走起来要艰难，但我必须坚持。我想这么十几年都挺过来了，也没有什么坚持不了的。和我承受的痛苦比起来，这不算什么。

于是，我开始按照李老师给我安排的计划进行训练，最开始的时候除了去单位工作外，回到家的时间我都在做观息法，刚开始练习时很艰难、很艰难。我一坐下来，闭上眼睛，根本不能观察呼吸，脑海里各种画面飘来飘去，各种想法翻来覆去，我被这些画面和想法控制着，会跟着去想，越想越怕，越想越多，就像高速运行的火车一样根本停不下来。有时候实在受不了了，我就睁开眼睛观察四周，让思维稍微缓一下。而且我坐着时会感到各种难受和不舒服，腿疼发酸。我本来就有严重的躯体反应，肠胃反应尤其突出，又是腿疼又是肠胃胀痛，一次最多只能坚持 20 分钟。我做一会儿休息一下，又接着来，特别努力，像在拼命一样。

这个练习持续了一个月，没有太大的改观，期间我产生了怀疑和绝望，一次次地在 QQ 上找李老师聊天，告诉他我的想法，表达自己的失望，我感觉如果不和李老师聊一下，自己就坚持不下去了。我觉得练习毫无意义，李老师一次次地鼓励我坚持，告诉我要给自己时间，如果不自救难道一辈子就这样吗。

就这样，我坚持练习了 1 个月，观息法练习时间也被我增加到了每次 1 个小时，慢慢地，我在静坐观呼吸的时候能偶尔不去参与想法，也不去管想法了，任它们来去，而我不融入进去。但是我很难受，脑子里会出现各种可怕的想法，如报复、伤害、逃离，以及各种可怕的情绪，如愤恨、忧伤、绝望、焦虑、恐惧。它们轮番轰炸我，我就这样感受着，不参与、不批判，一次又一次，逐渐地，我能把注意力更多地放在呼吸上。就是呼吸，思维跑了又拉回到呼吸上，一次次跑掉，一次次拉回，循环反复。到后来，我也能轻松地做到一个半小时，酸痛、难受也在慢慢消失。

由于长时间静坐，我的臀部也起了厚厚的茧，有那么几次在观呼吸的时候，我的大脑出现了短暂的空白。我感受到了来自内心深处的愉悦和平静，是那种从来没有体验过的安宁，于是希望之火重燃。我和李老师讲了我的感受，李老师让我不要刻意追求这种感受，感受到了就是感受到了，没感受到也就是没感受到，一切都是无常的，对一切都应保持平常心。

慢慢地，我的观息法练习越做越好，这个好是相对的，只是比之前稍微能更多地专注呼吸了，思维还是会跑掉，但我会把它们又拉回到呼吸上。后来，李老师给我加上了"亦是如此"的练习，就是无论你想到什么，感受到什么，都一律加上"亦是如此"。我在最开始练习时会专门安排一个小时的时间进行"亦是如此"的训练，对各种想法和情绪都加上"亦是如此"，如，肠胃好难受"亦是如此"，别人又在嘲笑我了"亦是如此"，我好紧张"亦是如此"，我不该这样"亦是如此"，好像说错话了"亦是如此"，我不想坚持了"亦是如此"，我想和老师聊天"亦是如此"，到底买哪个"亦是如此"，我又要拉肚子了"亦是如此"，等等，可以说我是在疯狂地练习。

有时候一个想法和情绪会持续很长时间，我就不断地说"亦是如此"。有时候我练的心烦意乱，感觉没有什么用，但现在一切已经变成我的习惯了，对任何感受到的纠结的事情都会加上"亦是如此"。随着时间的推移，我慢慢发现，我能够逐渐从纠结和不良情绪中走出来。当然，练习的过程充满艰辛，我经常是在绝望和痛苦中坚持练习，有时候会边练习边流泪，有时候肠胃难受还会呕吐，呕吐完了继续练习，常常练习到半夜两三点。我睡不着就做练习，做完"亦是如此"，又做观息法，刚开始我期待睡眠，后来随着练习的进行，我也不再执着好的睡眠，睡不着"亦是如此"，做练习吧。

练习的过程中遇到很多挫折，我经常感到绝望，怀疑方法的可行性。有时候，我只是在练习中能稍微感到平静点，一不做练习，各种强迫焦虑就出来了。老师说这是一个释放过去的过程，让它们释放就行。

最开始的那几个月，我没有强迫自己出去社交，基本上全在练习，有时候周末一练就是一天。那时，我几乎每天都要在 QQ 上找李老师聊天，谈我的练习感受，希望他鼓励我，就怕自己坚持不住了，可以说很不容易。7—9 月是一年最热的时候，大家都去河里游泳玩耍，我就每天待在家里做练习，家里没装空调，我就坐在电风扇前面观呼吸，对各种难受的想法和情绪加上"亦是如此"，常常浑身是汗。我哭过，难受过，绝望过，但还是坚持了下来。我想救自己，我要为自己拼搏。

母亲一直陪着我练习，鼓励我，给我打气，让我坚持。我必须坚持，这是我唯一能做的。这个最开始的过程持续了 5—6 个月，现在回想起来，往事还历历在目，我感谢自己挺过来了。冬天最冷的时候，我裹着被子，戴着手套，在床上一遍又一遍地做静坐练习。因为我身体虚弱特别怕冷，经常是边练习边瑟瑟发抖。过年的那天，大家都在吃喝玩乐，我还是在做练习，看完春晚后我还是在床上做练习。但那时我已经慢慢地不追求练习的效果了，也不期待自己能突然好起来，练习已然变成我的一种习惯。我也慢慢感悟到平常心的获得不是一朝一夕的事，也慢慢体会到人生就是一场修行，上天让我经历这么多，是在帮我打开修行的大门，修炼我的平等心。我也不再每天找李老师聊天，辅导的时间间隔也拉长了，练习和修行渐渐融入了我的生活，我每天还是会强迫焦虑，不过已经没有之前那么强烈了，我的痛苦感也减弱了，也能控制情绪了，感觉内心变强大了，说话也不再慌里慌张。与李老师的聊天也从最初的不停抱怨、怀疑、失望，慢慢地变成和李老师探索练习过程和人生。我感觉自己的说话处事都充满正能量，对人的尊重也是发自内心的，也不那么在意别人的眼光和议论。我发觉自己的内心开始积蓄力量，说话也有底气了。也认识到人生就是一场修行，保持修炼就好。

　　2017 年 1 月 15 号，经过我的慎重考虑以及与母亲做了良好的沟通和解释后，我在众人的不解和阻拦下毅然辞去了公务员的工作，多么让人羡慕的工作啊，可是不适合我，不适合我的恢复。辞职后的第二天我带了几件衣服独自一人南下深圳了，不为赚钱也不为玩，我出去只是为了继续练习，到更广阔的世界去练习，去认知。

刚到深圳时，我在旅馆待了一个星期，因为状态不好，所以就干脆在旅馆练习，到点了出去吃饭，回来继续练习，后来觉得应该找个事做，边做事边练习，做事也是一种练习。在找工作的过程中，我被人骗了几千块钱，很生气，事后回到旅馆继续练习，做观息法，练习"亦是如此"。就这样，我的内心很快就平静了，也没有太多情绪了。

因为知道自己没有一技之长，也不希望在办公室待着，感觉太压抑，所以我选择在一家西餐厅做服务员，端盘子洗碗。我每天上班上到凌晨两点，可以顺便锻炼下身体，工作中我一直保持练习"亦是如此"，回到宿舍后，不管别人的眼光继续做观息法。我吃完饭去楼下的公园里边散步边练习，每天都很充实。我一个人并没有孤独感，很享受这种只有自己明白的奋斗，慢慢地，我也能很好地与别人交流，遇到躯体反应和不良情绪也就是保持"亦是如此"，遇事也不和别人计较。

在深圳期间，有一天我突然感到很饿，就去吃饭，平时我吃东西基本没胃口，一碗饭都吃不完，吃菜也没味道。可是那天我食欲大增，吃了很多很多，吃完后一会儿就饿了，又去吃了一顿。我知道沉睡多年不工作的脏腑器官开始苏醒了，因为我在慢慢接纳自己，开始爱自己，所以我的身体也开始接纳我自己，开始正常运转。我很高兴，就因为这十几年来我终于吃了一顿饱饭，一顿有味道的饭。同时我也慢慢认识到接纳自己、爱自己的神秘力量，这种力量会自动修复身体机能。如果你不接纳自己，厌恶自己，你的身体也会抗拒你，出现各种功能紊乱，继而出现各种疾病。我也明白了不良的情绪对人的伤害有多大，也逐渐理解了什么是当下的力量，什么是《灵性的觉醒》这本书中说的每个人的内在都住着一个神。这个神就是临在，不奢望未来，不回忆过去，只专注当下就好，当下的每一刻才是你的生活，痛越深则感悟越深。

在西餐厅做了 1 个月后，我离开深圳来到了丽江，因为我觉得我需要找个环境优美、气候适宜的地方去修养身心。来到丽江后，我应聘到一家酒店，同样是做服务员。在工作中，我带着我的练习和正能量，与人为善，尊重每个人，专注当下，结果我成了最出色的员工之一。后来，我向老总毛遂自荐做管家，并阐明了我的观点，希望更好地锻炼自己，更多地与客人交流，结果沟通成功，我做了酒店管家，主要负责与客人沟通，满足他们的合理要求，让他们放松、开心。

做管家也是在检验我的练习，同时也是继续修行。我开始尝试带着正能量与人相处，效果很好。我现在说话经常都会不自觉地流露出满满的正能量，这都是我长期练习的结果，它们已经进驻我的潜意识，而且我的表达是发自内心的。同样，我每天还会做观息法，不停地做"亦是如此"，但并没有像以前一样一天练到晚，而是把练习融入工作和生活中。想象一下，9 个月前我可是天天想着自杀、害怕与人交流的人啊，吃不下睡不着，每天都生活在恐慌和强迫焦虑中。

　　再来说说我对观息法和"亦是如此"的理解。观息法是内功，需要很长的时间去修炼，是一个慢慢净化你内心的过程，让你浮躁的心趋于平静，让你慢慢拥有平常心，内心越黑暗，需要练习的时间就越久，可以说，观息法是一个重塑内心世界的伟大过程。"亦是如此"是具体工具，它的主要作用是让你不断观察自己，让你放下你的执着，心越执着，练习的时间就要相对久一点。随着练习的持续，你会发现你不再那么执着，能学会放下了，也学会接纳自己了，能与自己友好相处了。

　　潜意识是可以改造的，就像习惯可以改变一样，只是需要你持续不断地去关注，去和自己对话，让积极向上的意识主导你。当你的潜意识中充满正能量，你会发现自己活得很自由、很满足。但是它们强大力量的显现需要你的坚持。我的修炼才刚开始，我还有很长的路要走，没有结束这一说。

　　现在我在丽江，我还在继续练习，每天都是修行，专注当下，做好每一件当下事，用生命去感悟，爱自己，接纳自己，我已不再期待自己突然好起来，生活就是一场修行。我现在还是会强迫焦虑，也还有躯体反应，但是没关系，我已经从心里接纳它们了。它们就是我，我的黑暗过去还在释放，我必须接纳它们，我要爱自己，同时我的新意识也在每天成长。接纳自己是生命的意义，不经历这些磨难，我不会有这么深的感悟，不坚持下来我也不会获得内心的救赎。

我感谢曾经的绝望、强迫和焦虑，它们磨练了我的心智，这段痛苦的经历让我收获了内心的强大。我的修炼不会停止，就像每天要洗脸刷牙一样，这是一种健康的生活方式，是通往内心自由的路。在修炼的过程中会遇到磨难，我们需要坚持，不经历九九八十一难，唐僧也取不到真经。

同样的道理，正在饱受精神折磨的朋友，不要绝望，这是上天选中了你，在给你打开修行的路，不是每个人都有这样的机会重新审视自己、认识自己，继而观察这个世界。我的修炼会继续下去。只有内心自由了，你才会感受到真正的宁静与快乐，当你有了平常心也就有了强大的力量，你会发现不一样的风景，一花一木都会让你感到愉悦。加油吧，朋友，我能从"地狱"中走出来，你也可以。

走出余光强迫症的
心路历程

我是初三的时候出现了余光强迫症的，到现在已经有十几年了。在余光强迫症的折磨下，有时候痛苦得都不想要眼睛了，觉得还不如变成一个瞎子。这期间，我寻求心理医生帮助，吃药，看各种与心理学相关的书，但越发觉得变正常是那样遥遥无期。带着余光强迫上完初中、高中、大学，直到出来上班，一直以来我都还能简单地和别人交流，因为有时候我的余光别人也看不到，只不过自己会刻意想要消除。例如，上课的时候我会用手去遮挡眼睛，害怕看到别人，或者别人的眼睛，或者看到后排的人，害怕看黑板和老师的眼睛。

这种心理的痛苦真是难以描述，而且做任何事情我总是想来想去。因为有余光强迫我做事总是会打退堂鼓。工作中，因为自己的问题总是不敢接受更高的职位，不敢更好地表现自己。直到结婚生完孩子，自己的病情由余光强迫泛化到眼神不自然，嘴巴不自然，几乎没办法和别人交流、沟通，痛苦慢慢漫延开来。我总是容易生气，对家人生气，不能心平气和地对待孩子，感觉周围的一切压得我喘不过气来。

生完孩子后我做了一段时间的心理咨询，愈发觉得离正常的轨道越来越远，不能自由地笑，自由地哭，不能自由自在。整个人闷闷的，状态不好，头上每天都像顶个锅盖，不清晰，不明了，看什么都是灰色的，打不起精神。我害怕孩子长大后会像我一样不健康，所以在一点希望都没有的时候，还在寻找那一根救命稻草。

后来，有一个和我同在一个心理咨询机构里做过心理咨询的人给我介绍李老师的书——《淡定是修炼出来的》。根据书上的步骤我开始每天静坐观息，做了一个星期后我觉得头渐渐清晰了，锅盖的感觉似乎出现得少了，那种"拨开云雾见天日"的感觉真是久违了。后来我就参加了李老师的心理训练。

其实，李老师的辅导中理论很少，重要的就是练习，所有的一切都是基于练习再练习。我的观息法练习由一开始的20分钟增加到现在的50分钟，目前正在突破1小时，这期间也是跌跌撞撞的。在静坐中体会、顿悟，定力和智慧都能得到提升。

我在开始进行观息法练习时，总是去抓个别的字眼，老师说"自然的呼吸"，一开始我没有弄明白什么是"自然的呼吸"，于是，我追求要在静坐中时时刻刻感觉到清楚的呼吸，呼气清晰，吸气清晰。但这不是身体的自然表现，刻意去追求的都不是自然的，尽管每次做完也觉得神清气爽。

关于静坐，我觉得还是要让身体放松下来，没有任何抵抗的感觉，在想了，你就知道你在想了，无须判断、抵抗。脚麻了就麻了，你就知道麻了。心里紧紧的，你就知道那个紧，不需要区分哪个紧是不好的，哪个松是好的，这个感觉是好的，那个感觉是不好的。否则，你就是有了好恶的心、分别心。有了分别，我们也就有了不接受和接受，有了我们希望快乐的好的感觉永远留下，不好的感觉赶紧离开的念头。这就是我们不快乐、不能自在的原因所在。

在静坐的过程里，有时候心底会不自觉地出现李老师说的话。一开始我自己也觉得，这些话怎么又冒出来了，我这是强迫吗？其实这也是需要我去接纳的，就把它当成心底吹起的一阵风，不与任何风做抵抗，让它们自由来去，这就是接纳，这就是没有好恶，只需静静地看着身体出现的这些感受的起伏。

现在回想以前，我突然能够找出自己痛苦的根源，不是因为有余光强迫，而是因为自己有一颗分别好恶的心，不接受这种现象和感觉的心。当我们带着欣喜、赞赏、好奇去迎接这些过去不被自己接纳的感受，如恐惧、害怕、忧虑、担心等，敞开胸怀去拥抱它们，去迎接它们，变化就从那一刻开始。

另外，李老师还针对强迫让我做"亦是如此"的练习。即对看到的、感受到的、心里想的进行描述，然后加上"亦是如此"。一开始我不能接受，感觉整个人像要崩溃了一样，随着练习的深入，慢慢地，心理出现了一些变化，那种害怕，那种看一样东西时的强迫感觉，不再强烈，看别人的眼神也由一开始的很紧张到不那么紧张了。

慢慢地，我体会到这个方法就是让我们时时刻刻活在当下。当下是什么样就是什么样，高兴是当下，悲伤是当下，愤怒是当下，强迫是当下，不舒服也是当下，臣服于当下，不抵抗，不排斥，静静地看着你的每一个感受的当下，这就是平等心。

虽然我现在的生活中还有一点问题，但我有了底气。我相信随着练习的深入，这些都可以迎刃而解。我要做的就是不停地练习，去体会平等心、当下自在的心，了悟生命的无常，生活的无常，社会的无常。带着那颗自在的心生活在当下，当下即平静、淡定、喜悦，这就是真实的自己。

　　针对整个心理康复训练的过程，我想说，对练习的过程保持耐心，对自己保持耐心，量变才能引起质变。心理的变化需要慢慢来，不是一下就能改变的。感谢那个朋友的推荐，更感谢李老师一直耐心地指导，也感谢家人的一直陪伴。

我是这样摆脱"恐艾"
和"克妻"心理困扰的

非常不幸，我得了恐艾症（艾滋病恐惧症），后来又被算命先生给吓唬了，说我克妻，本来已经够恐惧了，这下子脑子就更乱了，满脑子都是自己现在已经得了艾滋病。但是，医学检测又检测不出来。虽然意识里知道自己已经多次在权威机构里进行了检测，自己应该是健康的，而且也认定算命先生是骗人的，但那颗脆弱的心总是放不下。

其实，我并不是怕死，死也不是最让我恐惧的，最主要的是我心里很内疚。如果我真得了艾滋病，我实在是对不起我的父母，况且我现在还未婚。如果我要继续活下去就不可能不结婚，那就有可能害了我的妻儿。那几个月，我内心非常内疚，非常恐惧，我恨我自己，我恨我有这样的人生经历，一度想到自杀，几次上了楼顶，但就是不敢往下跳，我还试过上吊，但是太难受了，只好作罢。

在寻死的过程中，我内心还是有些不甘，我才27岁，多好的青春啊，还有很多梦想没有实现。当身边很多同事都在开心快乐地生活的时候，我却想着自杀，我不想这样。所以，我一边上网寻找自杀伙伴，一边又寻找心理咨询机构，希望能够通过心理治疗方法使自己获得康复。我意识到，并不是所有经历了我这些事情的人就一定会像我一样恐惧，也不是有了这样的人生经历就会有悲惨的结局，所以我内心还存有一丝希望。

在那段时间里，我一边恐惧，一边进行心理调整，一边又想着自杀，整个人完全活在痛苦当中，不知道如何才能解脱。在经历了一段比较长时间说教式的心理咨询后，我还是感觉不太好，在网上寻找自杀伙伴的同时，也会到网上去看一些有关心理机构的信息，一次上网的时候，偶然打开一个新浪博客，内容是对强迫、焦虑、抑郁的心理康复训练的介绍，还有很多含义深刻的文章。渐渐地，我被那些文章吸引，逐渐改变了对人生和生命的认识，通过仔细地、反复地阅读，我决定做最后一次尝试。由于做过多次心理咨询，我手头上已经没有多少存款了，只好从上司那里借了一些，凑够钱报名参加了李老师的心理训练。

通过前期 30 天的练习，我的内心逐渐平静下来，特别是观息法的练习，练习的时间越长效果越好。过了一段时间，也许是自己的练习有些松懈，感觉不到明显的好转，脑子里时常会冒出恐惧的念头，经常绘制着恐怖的画面——全家人感染了艾滋病。我还是很讨厌那些念头的出现，老是压抑着它们，不想让它们出现，不时地跟它们纠缠。我发现我这样做都是徒劳，这些念头反而出现得更猛烈。

这一段时间里，通过李老师的心理辅导，我认识到其实是我的内心接受不了这样的人生经历，想要永远忘掉却永远都忘不掉。总是在纠缠，总是在逃避，不敢面对这些事情，总认为我经历过这些事情就成了一个肮脏、罪恶的人，我无法接受我自己。

通过辅导以及与其他好友的倾诉，我发现并不是所有人经历了这些事情都会像我一样有这样的认识，也不是所有的人都会像我一样恐惧。李老师向我推荐了很多心理学方面的书籍，例如，《当下的力量》《宽恕就是爱》，我认识到我的痛苦其实都是我内心的执着造成的，同时也是认同了算命先生的话所产生的心理反应造成的。

人世间万事万物都遵循着无常的法则，我现在内心勾勒出的恐怖场景在未来并不一定会发生，只是我的注意力被事情的表象吸引，从而在内心产生了极度的恐惧，觉得什么都有可能发生。认识到我自身的问题以后，我才明白我该治的不是艾滋病，也不是请心理医生来帮我排除得艾滋病或克妻的心理困扰，我需要治的是恐惧，一种对未来、未知情况深深的担心。

我开始慢慢地接受我的人生经历，宽恕我自己，学着以正常人的角度来认识这些事情，以更宽阔的胸怀来包容我的所有过失。为了能够让我更好地宽恕自己，不与念头纠缠，李老师针对我的情况让我在做放松训练时默念特定的词语，有空的时候也可以默念，晚上睡觉前和醒来后躺在床上冥想，以此增加积极的心理思想。

李老师引导我去描绘那种恐怖的场景，让我敢于直面恐惧。经过一段时间的练习，脑子里那些恐怖的想法和场景越来越少，虽然我内心接受了我得过恐艾症这个事实，也接受我被算命的说成克妻的荒诞之言，但我相信它们不一定会发生。当我内心平静下来以后，所有的烦恼都消失了，虽然以前的经历依然存在，但仅仅是一些念头而已，我不会再去抓住念头不放，非得想出个究竟来。

3个月过去了，我基本上恢复正常了。我知道，我的恐惧、强迫跟我的性格和我所经历的事情有关。我不再去纠缠以后会不会得艾滋病，会不会克妻。当下我是正常的，我一切都好，过好当下每一刻才是最重要的。我现在虽然偶尔还有些念头会出来，有时会有一些莫名的恐惧感，但是我已经能很好地调节了。做"亦是如此"的练习，或是一个深呼吸后虔诚地念一句李老师给我设计的特定语句，就能把自己调节过来，所以现在的我拥有更多的平静和快乐。

　　我要感谢李老师，他对我的心理辅导已经远远超越了普遍意义上的心理辅导，那是陪伴与关怀。很多次咨询快要结束的时候他都对我说："你要有耐心，坚持练习，你一定会越来越好的。"正是这种鼓励，让我变得坚定有信心，一次次克服困难。我希望通过我的经验分享，能够给正在练习这个心理训练方法的朋友带来信心，能更好地坚持练习，最终摆脱内心的痛苦。

不放弃，你就一定能走出强迫、焦虑、抑郁的黑暗

　　坐在电脑前写这篇关于自己从陷入强迫、焦虑、抑郁的黑洞到解脱这段痛苦经历的此刻，我还在想到底要给这段经历取个什么名字，结果想不出来。因为这一路走来我经历了太多的煎熬，不是几个字或几句话就能概括的。那么我就不执着于此了，先写我的经历吧。

　　我觉得自己有责任把这段经历真实地写出来，让更多还在被强迫、焦虑、抑郁折磨的朋友看到。因为当初自己

一次次几近崩溃，那时就是靠一次次翻看李宏夫老师那篇名叫《破茧成蝶，抑郁重生》的博文，和已经通过李老师的方法得到解脱的朋友们写的治愈感言，支撑自己坚持练习的。

现在我已经走出了曾经将我完全吞噬的黑洞，每天都过得很愉快，很平静。但我依然坚持观息法、亦止法的练习。做这些练习是因为它们已经完全融入我的生活中，成了一种生活方式，像吃饭、睡觉一样成了生活的一部分。

我觉得强迫、焦虑、抑郁其实质是一样的，是相互依存的，只不过是其中某方面表现突出一些，所以分为强迫症、焦虑症、抑郁症。然而，其根本原因都是心不能活在当下，这是我在练习的过程中体会到的。也许有许多朋友会像当初的我一样苦苦纠缠于自己到底是得了强迫症还是焦虑症，或者是抑郁症，到底哪方面多一些？这种方法到底符不符合自己的情况，对自己有没有用？然而，我只想对身处痛苦且有缘遇到这个训练方法的朋友说："只要你坚持练习，一定会有很好的改变，并且会越来越好。"

以下我把强迫、焦虑、抑郁统称为"黑暗"。

"黑暗"的袭来看似突然，毫无征兆，其实不是这样的，至少在症状爆发前的几个月，我就感觉自己可能会崩溃。因为一直以来我活得实在太累了，很压抑、很痛苦，终日忧心忡忡。好在晚上我还可以睡觉，所以没有意识到事态的严重性。2016 年 2 月 26 号，对许多人来说，这应该是很普通的一天，但对我而言，这是我被"黑暗"吞噬的开始，从此整个人陷入无边无际的恐惧和绝望中。

那天，我像往常一样从租住的小区步行 5 分钟到单位上班，脑子很乱，胸口闷得慌，这样的状态持续了两三个月。这两三个月的时间里，因为感情方面的事情，我感觉自己快要崩溃了。在这段时间里，我和女朋友不冷不热地处着，总是莫名其妙地吵架。我们的兴趣爱好、生活圈子完全不同，都知道彼此不合适，知道分手是避免不了的，只是谁也没提分手的事。

我们在一起上班，或许是怕分手以后尴尬，所以彼此之间都压抑着，可以看出她很痛苦，总是对我说些莫名其妙的话，总是莫名其妙地冲我发火。我也觉得我们不合适，然而不想就此放手，总想是不是自己对她不够好，所以压抑自己的痛苦去迎合她，去对她好。有时觉得自己完全就是在犯贱却不愿放手，明知坚持是痛苦，却害怕一放手就永远失去。这种坚持让彼此都很痛苦，两个人之间像隔了一堵厚厚的墙，成了名义上的情侣。这种内心的压抑越来越重，内心的痛苦压得我喘不过气。

持续了一年多的尿频、尿急症状，在最近这两三个月的时间里表现得更加明显，尤其在我心情烦躁的时候，基本上半个小时就要上一趟厕所，不停地上厕所让本就压抑的心情更加烦闷。那天我站在窗子边望着外面阴晴不定的天，脑子里突然闪现一个念头：会不会是前列腺炎？于是我去做了前列腺炎的相关检查，根据临床症状和检查结果诊断为慢性前列腺炎，整个人顿时陷入无边无际的恐惧中，一整个下午都在网上查有关前列腺炎的资料和信息。网站上医院的广告、各种贴吧、网上卖药的广告都把前列腺炎描述得异常恐怖，似乎得了前列腺炎就得了不治之症，得了前列腺炎就各种性功能障碍，就会不孕不育，得了前列腺炎就失去了做男人的资格。

　　那晚，我彻底失眠了，整个人像坠入了无底的黑洞，躺在床上感觉整个人在不停地往下坠落，脑子里飞速地闪现那些恐怖的词汇：久治不愈、阳痿早泄、不孕不育、断子绝孙……一直以来的压抑瞬间爆发，心慌、胸闷、口干，整个身体开始变得僵硬，脑子里像有一万只马蜂乱飞、乱咬。大脑总是不停地闪现各种奇怪恐怖的问题，像刹车失灵的车子一样根本停不下来：我可能是全世界最倒霉的人，我怎么会得这样的病？我的病治不好了，我以后不能娶妻生子了，以后只能打一辈子光棍了，旁边人会怎样看我？村里的人会怎样议论我？做一辈子光棍，老了该怎么办？恐怕以后死了连收尸的人都没有，我要不要和女朋友说？说了她会怎样看我？她会不会从此看不起我？我成了一个废人，我活着还有什么意思？

　　安静的房间让我变得越来越恐惧，耳朵里嗡嗡地响个不停，隔着窗帘看外面的夜空，霓虹灯若隐若现，时间仿佛凝固了。就这样，我在极度的恐惧和焦虑中度过了一个晚上。

　　对我来说，上班突然变得恐怖起来，我害怕出去见人，脑子里依旧不停地重复着昨晚的那些问题，似乎灵魂已经脱离了身体，只剩下一具空壳。刷牙的时候，我看着镜子里的自己，眼神空洞，面无表情，瞬间有种很恐怖的感觉：我到底是在梦里还是在现实中？

我仿佛处在另外一个世界，客厅里的茶几、沙发、电视等，也包括镜子里的自己，这一切仿佛都是另外一个世界的东西。虽然我的手可以真实地摸到它们，却感觉它们是如此的遥远。我的世界里只有我一个人，陪伴我的只有无尽的孤独、恐惧、焦虑。

这样的状况一直持续了三四天，这三四天的时间里我的内心没有一刻能安静下来，更别说睡觉了，整天如行尸走肉一般。大脑和身体是完全分离的，而我永远活在大脑创造的那个世界里，对身边的一切已经变得麻木、冷漠。要好的同事问我出什么事了，为何变得如此魂不守舍。我却说不出个所以然来，也不敢和他们说，怕他们认为我得了精神病。我每天重复着"天明盼天黑，天黑盼天明"的日子。

白天，我疯狂地在网上搜索有关前列腺炎的资料，希望能找到一点儿安慰，然而越搜索越让自己恐惧。当那些恐怖的词汇一次次出现在脑海里时，我的脑子更加坚定了一个信念：我彻彻底底成了一个废人！我越来越不敢和外面的人接触，尤其是女朋友，怕拖累她，又怕在这样的状态下失去她。

我开始逃避所有人，不敢去上班，每天上班就像走向刑场一样。一下班我就跑回家，把自己锁在家里。然而，面对家里冰冷的墙壁的时候，孤独感和恐惧感一阵阵袭来。我不敢看电视，尤其是电视里有关药物的广告，这会让我想到自己的病；不敢看手机，尤其不敢看微信，朋友圈里同学、朋友、同事经常会晒些亲子照什么的，这会让我想起自己老大不小了还未娶妻生子，现在得了这样的病，自己还是一个正常的男人吗。

第四天晚上，我彻底沦陷了，一次次的强化暗示让我对人生彻底绝望，与其这样活着不如死了算了。死，想到死，我脑海里涌现各种死法，如上吊、割腕、烧炭、撞车、溺水、吃药……虽然我也很担心自己怎么会有这样的想法，可是我真的太痛苦了，真的受不了了，根本控制不住自己不去想怎样自杀。我想，或者可以出家当和尚，和尚就不用娶妻生子，也就没有人会议论我娶不上老婆生不了孩子，说不定还能得到解脱。

当时，我认定摆在我面前的路只有这两条，要么自杀，要么出家当和尚。自杀了，一了百了，但是我妈怎么办？我大学毕业前夕父亲因为肺癌去世了，妹妹也嫁人了。大学毕业后我一直在外工作不着家，家里只有母亲一人终日在田里劳作。我死了，我妈怎么办？现在回想起来，我庆幸自己当时还有这个念头闪现，因为对母亲的挂念让我没有做傻事，否则就没有现在的我了。

凌晨两点左右，我拨通了母亲的手机，仿佛觉得这是和母亲通的最后一个电话了。母亲接到我的电话也很警觉，因为我从未半夜给她打过电话。当听到电话里母亲的声音时，我忍不住哭出声来，说："妈，我实在活不下去了，我想死了。"我妈听到这句话的时候也哭了，不停地问我怎么了，出什么事了。母亲的声音颤抖着，不停地抽泣。

我就把我得了前列腺炎、网上的描述、我内心的恐惧和绝望这些事情和母亲说了。母亲说："你好好的，千万不能干傻事，你死了我怎么办。"我说："妈，我也不想死，可是我真的活不下去了，儿子不孝。"我妈坚决地说："不行，我不准你死，你绝对不能干傻事，不管是什么病我都要给你治，我现在还能干活挣钱，无论如何也要给你治好。"我说："你不让我死也行，求你让我去当和尚吧，放心，我不会离你太远，以后也可以回家看你，我银行卡上还有些钱，你取出来做养老钱。"我妈说："我要那些钱干什么，我只要你好好的。你千万别干傻事，我明天就来看你，一切等我过来再说。"

我妈连夜打电话给我妹妹简单做了些交代，然后第二天一早就坐最早一班车赶到我住的地方。母亲是个不善言辞的人，只知道静静地守护着自己的儿子，不想失去这个儿子。那些日子，因为极度的焦虑、恐惧，以及严重的失眠，我变得异常烦躁，总是莫名其妙地冲母亲发火。虽然明知母亲是无辜的，但我控制不了自己的情绪。之后，妹妹、妹夫也隔三岔五跑来陪我。

那个时候感觉他们在与不在其实没多少差别，或许唯一有点差别的就是听着他们说话的声音，内心的恐惧感会稍微减轻一点，除此之外，我内心的孤独感并没有减少。我感觉他们和我并不在同一个世界，虽然他们就在我身边说话，做各种事，但我总是感觉自己被一个透明的、厚厚的玻璃罩子罩着，和外界是完全隔开的，我走不出去，他们也走不进来。

我总是沉浸在自己的世界里不能自拔，不愿意和他们说话，总是把自己一个人反锁在卧室里。即便和他们在一起也总是面无表情，我对外界的一切反应都是麻木的、迟钝的。虽然如此，但亲情还是让我开始有了求生的意愿：我绝不能死，我必须活着！

在被"黑暗"折磨了差不多半个月后，持续不断的极度压抑、焦虑、恐惧状态，失眠，逃避身边的人和事，对一切失去兴趣，以及多次想自杀的念头让我意识到自己可能得了抑郁症（当时只知道抑郁症的说法，不了解强迫症、焦虑症的概念）。于是，我正式踏上了求医的道路，我一边到云南省中医院找专家看中医治前列腺炎，一边到处搜集可能对改善我的情况有用的信息。我给网上推荐的治抑郁症的专家打过电话，15分钟的通话时间，根据专家的名气大小来定价格，最便宜的也要150元。我找了好几个专家，也花了一两千元，有的专家给我讲道理、灌心灵鸡汤，有的专家给我推荐治抑郁症的药，然而这一切都没有什么用。

最后，我鼓足勇气走进玉溪市一家专科医院（擅长精神类疾病）求医，在门诊开了半个多月的抗抑郁、抗焦虑的药，期间也到医院心理咨询室做过一次心理咨询，但似乎也没什么用。

因为每日被压抑、焦虑、恐惧、自卑、自责、悔恨、怨恨等各种情绪折磨得生不如死，我也开始尝试向宗教寻求解脱，每日坚持背诵各种经文。母亲则到城隍庙请师父帮我求签问卦，当然，这样也没有让我的情况有丝毫好转。

无论你身处何种境地，只要你自己不放弃自己，一切都会有转机！

4月初的一天，我像往常一样在网上搜索有关抑郁症自救方面的资料，忽然有个名为《破茧成蝶，抑郁重生》

的博文标题引起了我的注意，我的直觉告诉我，这篇文章一定是个有过亲身经历的人写的，"重生"说明这个人一定走出"黑暗"了。几近行尸走肉的我对"重生"是多么向往啊。点开这篇博文后，我逐字逐句地读，忽然有种内心被读懂、被认可、被接纳的感觉，我忍不住热泪盈眶，哭着把这篇文章连续看了三遍。

我开始在网上搜索，并了解到这篇博文的作者李宏夫老师的《淡定是修炼出来的》这本书。我捧着手机一口气就读了大半本，在读书的过程中似乎暂时忘记了痛苦。我从书中了解到观息法和一些调理情绪的方法，然后就开始照着书里的介绍和讲解练习观息法。第一次进行 20 分钟的静坐观呼吸时，我简直如坐针毡，内心的焦虑、恐惧、孤独感一阵阵袭来，像恶鬼一样撕扯我，做了 10 多分钟就坚持不住了。然而，我并没有就此放弃尝试和练习。从第三次开始，我就可以做够 20 分钟了。

之后，我开始尝试按照书里的介绍用观息法治疗失眠，我已经足足一个月没睡过觉了（或许有过短暂的睡眠，但感觉自己都是醒着的）。结果很神奇，那晚我居然睡着了，是完全的、真正意义上的睡着，虽然只睡了短短3个多小时，凌晨两点多就醒了，醒了之后依旧无法入睡。但这也足以让我兴奋，至少证明这个方法确实有用，这让我看到了希望。

4月16号，我第一次与李老师通电话，开始了康复训练的历程。

我怀着忐忑的心情拨通了李老师的电话，原本就紧张、焦虑的心更加紧张了，可以清楚地听到心跳的声音，额头像被什么东西箍得紧紧的，嗓子发干。在李老师的引导下，我紧张的心情渐渐放松了，封闭了许久的心终于被打开了一个小口。这是自症状爆发以来，我第一次愿意主动与人交流。

急于解脱的心理让我一直说个不停，似乎想要把自己的所有痛苦都通过电话传达给李老师，让他帮我分担和化解。李老师耐心倾听，没有给我讲大道理，没有给我灌心灵鸡汤，更没有教我如何开导自己，而是让我学着接受自己的现状，不抗拒、不逃避、不纠缠任何念头和情绪，做到一切顺其自然。

　　这与我之前接受过的不是开导就是讲心灵鸡汤的心理咨询完全不同。毕竟，对处于这样状态下的人而言，任何大道理和心灵鸡汤都是苍白无用的，因为他们并不是不懂那些道理，甚至懂得更多，他们只是被"黑暗"笼罩了，被一张无形的网网住了，他们需要的是有人给他们指一个方向，指一条路，然后告诉他们怎样走。

　　李老师就是这样做的。他在电话里指导我练习。从此，我坚定不移地沿着李老师指的路走，虽然在之后的路上有太多的艰辛和磨难，好在我坚持下来了。关于路上的种种艰辛和磨难我就不讲了，这是每个人都会经历的。或许我们的问题不一样，或许你觉得你的问题是世界上最严重的，我曾经也认为我是世界上最悲惨的人，认为我的问题是最严重的，相信处在这种状态下的每一个人都会有这种感觉。但是请相信，只要你坚定不移地按照辅导老师指的方向走，一定能够走出来，你需要做的只是给自己一点儿时间。

　　下面就谈谈我在练习中的一些心得体会。

　　观息法是我最先接触的，也是我觉得最容易上手的方法。练习观息法并不是要让自己安静下来，也不是要我们消除各种杂念，而是让我们专注呼吸，体验当下，让我们对一切念头和感觉保持平等心，不抗拒、不纠缠、不思考，不以分别心对待。以一个观察者的身份，用一颗平等的、中立的心去观察，对所浮现的各种念头和体验到的感觉保持觉知，仅仅知道它的存在就可以了，走神了就把心拉回到呼吸上，仅此而已。我在进行观息法练习的时候很用功，当要求做 20 分钟的时候我尽量做到 30 分钟，要求做 40 分钟的时候我尽量做到 50 分钟。我坚持每天早晚练习，中午下班回家后会再做 1 次，每天至少 3 次，每天花在观息法练习上的时间基本保持在 3—4 个小时。除了静坐观呼吸，平时也尽量做到随时随地观呼吸，因此，焦虑感和恐惧感在不知不觉中越来越少。

　　之后，李老师还教我亦止法的练习。刚开始练习亦止法的时候，我感觉很别扭，基本上说不了几句就不知道该说什么了。在每次的辅导中，李老师都会详细问我各项的练习情况并记录，发现我亦止法做的练习不够时还带我一起做，慢慢地，我能随时随地的练习了，最后把它融入生活中，像念顺口溜或哼歌一样。

亦止法的练习其实说难也不难，关键在于多练，熟能生巧，对你当下所经验到的一切，无论是看到、听到、想到、嗅到、触到的一切都进行描述并加上"亦是如此"。在练习的过程中就只是单纯地去做，不要抱任何目的心，有了目的心你就会生执着心，有了执着心你就容易为自己的现状一时没有改变而感到焦虑、烦躁。

亦止法做得多了，你会越来越安于当下，心也不会再像以前一样总是穿梭于过去和未来。当你的心能安住当下的时候，你就不会为不可能重来一次的过去懊悔、自责，不会为充满变数的未来终日焦虑不安，你就能感受到生命的宁静和淡定。

在练习的过程中，一切都不是一帆风顺的，症状也不一定一天比一天好转。有时你会觉得自己的症状已经有好转了，但过不了几天，或者经历了一件什么事情你又会陷入"黑暗"之中，仿佛一切又回到了原点。这个时候人很容易对练习方法产生怀疑，也很容易焦虑不安并产生绝望的心理，越是这个时候，你越要坚定不移地保持平等心，做到顺其自然，不跟自己所处的状态纠缠，同时也要更加精进地练习。这一切都是正常的，我经历过这个阶段，相信许多走出来的朋友也经历过这个阶段。正如黎明前的黑暗，当你处在这个阶段的时候，说明你离真正迎来曙光不远了。所以，你需要保持足够的耐心，精进地练习，让一切顺其自然地发生。

相信有些朋友会纠缠于自己到底能不能完全走出来，或是多长时间才能走出来的事，我也曾为此焦虑过，其实这是大可不必的。就走出来这个事情来说，有的人可能需要的时间长一些，有的人可能需要的时间短一些，每个人的情况不同，悟性和练习的精进程度也不同，但我相信只要坚持练习，每个人都一定会越来越好，最终一定会完全走出来的。

有的人用了 3 个月才走出来，有的人用了不止 3 个月，而我则用了 5 个月，不要在乎到底需要多少时间。既然你有缘遇到这个训练方法，就坚定地沿着这个方向前行，你一定能走出来的。既然一定能走出来，那么早一点或迟一点又有什么关系呢，这就是修行，修炼我们的平等心、活在当下的心。

从我陷入这场炼狱般的"黑暗"到完全走出来，历时半年左右。在此之前的近 30 年时间里，虽然强迫、焦虑、抑郁的症状没有完全爆发，但我在几年前似乎就知道终有一天自己会崩溃，因为我的成长是完全被压抑、焦虑、贫穷、匮乏和孤独无助笼罩的。

因为家庭贫穷，父亲在外软弱无能，在家蛮横暴力（包括语言暴力和行为暴力），我从小没少被别人欺负。我从小在家里听得最多的就是父亲像个怨妇一样对家人进行各种抱怨和指责。以至于在成长的过程中我习惯用幻想来寻求内心的慰藉，但幻想照进现实时又总是让我痛苦不堪。

我从小就感到自卑、匮乏、孤独无助，更无安全感可言。这也养成了我要强、事事追求完美的强迫性格。这样的状态一直伴随着我，只不过随着年龄的增长，以及通过自己不断努力让家庭状况有所改善后，症状减轻了些。即便有了体面的工作和稳定的收入，我还是容易对过往的种种经历感到悔恨、自责，尤其怨恨父亲。尽管父亲已经去世 6 年了，我一想起父亲依然会恨到咬牙切齿。

我对想象中可能出现的种种挫折和灾难感到焦虑不安，总是觉得自己低人一等，尤其在感情方面总是觉得自己配不上别人，以至于谈了几次恋爱都因为自己不自信，总是低声下气勉强自己去迎合、讨好对方而以失败告终。所以，外表坚强、积极、活泼开朗的我其实内心是那么的痛苦和无助。

直到症状爆发，从小一直积压在心底的各种负面情绪被近两三个月和女朋友之间的矛盾，以及查出有慢性前列腺炎等事情彻底引爆。像火山一样，所有的压抑、焦虑、恐惧、孤独无助等都喷涌而出，我彻底坠入恐怖的炼狱里，叫天天不应，叫地地不灵。

从 4 月 16 号第一次给李老师打电话接受辅导到 5 个月后的今天，我可以心怀感激并坚定地说：我已经走出来了！曾经的"黑暗"已经永远地成为过去！现在的我每天都过得很快乐、很轻松，也很淡定。虽然也会因为一些事情引起情绪上的波动，但很快就能恢复平静的状态。就像平静的湖面落入一颗石子，短暂的波纹荡漾后一切便恢复平静。

回首过往，我心怀感激，感激自己无论在何种情况下都没有放弃自己，感激家人用亲情唤醒了我对生的渴望，更感激李老师认真、耐心地辅导，让我体验到未曾体验过的美好人生。感激自己的人生经历，也包括这炼狱般的痛苦，我的生命因此得到洗礼，心灵得到蜕变和升华。

我和女朋友最终还是和平分手了，彼此握手道别，相互祝福，真心祝福她能有一个幸福的人生。我的前列腺炎在坚持服用中药三个多月后，随着整个人状态的好转也慢慢痊愈了。我从小对父亲的怨恨也在不知不觉中淡化。随着"黑暗"的褪去，我的人生越来越充满阳光，我是幸福的。

愤怒是痛苦的，怨恨是痛苦的，嫉妒是痛苦的，焦虑是痛苦的，一切的不安都是痛苦的，还有很多人在痛苦中挣扎。今天，我愿以爱和宽容的心祝福他们早日摆脱痛苦。